essentials

essentials liefern aktuelles Wissen in konzentrierter Form. Die Essenz dessen, worauf es als „State-of-the-Art" in der gegenwärtigen Fachdiskussion oder in der Praxis ankommt. *essentials* informieren schnell, unkompliziert und verständlich

- als Einführung in ein aktuelles Thema aus Ihrem Fachgebiet
- als Einstieg in ein für Sie noch unbekanntes Themenfeld
- als Einblick, um zum Thema mitreden zu können

Die Bücher in elektronischer und gedruckter Form bringen das Expertenwissen von Springer-Fachautoren kompakt zur Darstellung. Sie sind besonders für die Nutzung als eBook auf Tablet-PCs, eBook-Readern und Smartphones geeignet. *essentials:* Wissensbausteine aus den Wirtschafts-, Sozial- und Geisteswissenschaften, aus Technik und Naturwissenschaften sowie aus Medizin, Psychologie und Gesundheitsberufen. Von renommierten Autoren aller Springer-Verlagsmarken.

Weitere Bände in der Reihe http://www.springer.com/series/13088

Paul Geraedts

Übungsbehandlungstechniken und -methoden in der Physiotherapie

Überblick über gängige Therapieansätze bei muskuloskelettalen Erkrankungen

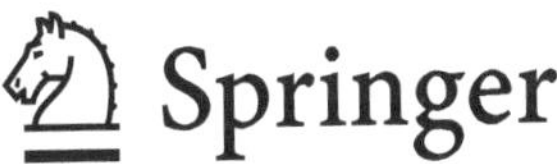

Paul Geraedts
Physiotherapy by Eupraxia GmbH
Alsdorf, Deutschland

ISSN 2197-6708 ISSN 2197-6716 (electronic)
essentials
ISBN 978-3-658-20424-2 ISBN 978-3-658-20425-9 (eBook)
https://doi.org/10.1007/978-3-658-20425-9

Die Deutsche Nationalbibliothek verzeichnet diese Publikation in der Deutschen Nationalbibliografie; detaillierte bibliografische Daten sind im Internet über http://dnb.d-nb.de abrufbar.

Gedruckt auf säurefreiem und chlorfrei gebleichtem Papier

Springer ist Teil von Springer Nature
Die eingetragene Gesellschaft ist Springer Fachmedien Wiesbaden GmbH
Die Anschrift der Gesellschaft ist: Abraham-Lincoln-Str. 46, 65189 Wiesbaden, Germany

Was Sie in diesem *essential* finden können

- Eine Einführung in die wichtigsten Übungsbehandlungsmethoden der Physiotherapie.
- Ein Vergleich mit etablierten „nicht-medizinischen“ Übungsmethoden.
- Eine Betrachtung des aktuellen Stellenwerts der medizinischen Übungsbehandlung in dem gesamten Behandlungsspektrum der Physiotherapie.
- Ausblick auf eine inhaltliche Weiterentwicklung der medizinischen Übungsbehandlung im Rahmen der derzeitigen Akademisierung der Physiotherapie.

Vorwort

Im Gegensatz zur klassischen Medizin will die Physiotherapie nicht nur die Symptome einer Krankheit beheben, sondern das gesamte Individuum in den Mittelpunkt der Behandlung setzen. Bewegungstherapie, als Oberbegriff für alle therapeutischen Verfahren welche auf Bewegungslehre, körperlicher Bewegung und Bewegungsübungen aufbauen, dient der Erprobung der körperlichen Belastbarkeit im Hinblick auf die Anforderungen des Alltags und sollte Hauptbestandteil der Physiotherapie sein.

Holistische Gedanken, in Anlehnung an das Gedankengut der Antje Hüter-Becker, wurden in Form u. a. osteopathischer Ansätze und sonstiger passiver Maßnahmen in die Physiotherapie eingegliedert, wodurch aber die Prämisse, die Bewegungs- und Funktionsfähigkeit des Menschen zu erhalten oder wiederherzustellen, unterzugehen droht. Der hohe Stellenwert der kurativen Medizin im Gesundheitswesen ist unumstritten, die Physiotherapie als spezialisierte Disziplin für Therapie und Rehabilitation hat darin zwar ihren eigenen Platz und Wert gefunden, aber die Wertschätzung bleibt aufgrund der geringen Priorität beim Verordnungsverhalten der Ärzte unzureichend, sicherlich auch ein Fehler im System.

Auf dem Prüfstand der Wissenschaft hat sich die Physiotherapie nicht wirklich bewährt (Messner 2010). Eine intensive Recherche in der Datenbank für evidenzbasierte Physiotherapie PEDro und die Datenbank für biomechanische Literatur und wissenschaftlichen Studien PubMed konnte eine deutliche Effektivität physiotherapeutischer Übungsbehandlungen leider nicht nachweisen. Obwohl die Wissenschaft, in Form der Leitlinien Rückenschmerzen nachweist, dass Aktivität nachweislich den höchsten Nutzen zur Linderung der Skelettbeschwerden aufweist, herrscht eine große Skala an rein passiven physiotherapeutischen Vorgehensweisen vor. Da sind z. B. die immer noch sehr gefragten Massagetechniken zu erwähnen, die als angeblich äußerst effektive Manuelle Therapie (Burton et al. 2004; Hidalgo et al. 2017) osteopathische Weichteiltechniken, Chirotherapie u. v. m.

Aber es gibt in Deutschland inzwischen eine große Anzahl (medizinischen) Übungsbehandlungsmethoden um Rückenbeschwerden zu behandeln. In all diesen Konzepten, die sich lediglich in der Nuancierung unterscheiden, stehen die Wirbelsäule mit ihren Bandscheiben und die vermuteten Zusammenhänge mit den peripheren Nerven im Fokus. Die Bezeichnung „Methodenwahnsinn" besteht aus dieser Sicht nicht ganz zu Unrecht. Einige Gesichtspunkte verschiedener, aktueller aktiver Behandlungskonzepte möchte ich gerne erläutern. Vollständigkeit kann ich nicht gewährleisten, denn Vollständigkeit würde den Rahmen dieses *essentials* sprengen.

Inhaltsverzeichnis

1 Rückenschule – Undurchsichtige Diversität

In den 1980er Jahren wurden präventive Maßnahmen zur Dämpfung der seinerzeit schon explosiv gestiegenen Kosten im Gesundheitswesen, hervorgerufen durch Rückenleiden, gefordert. Die Einrichtung von Rückenschulen schärfte bei Patienten das Bewusstsein für Gesundheit, mit dem Ziel, langfristig die Rückenbeschwerden zu lindern und einer Chronifizierung vorzubeugen.

Die Rückenschulen waren und sind multidisziplinär oder interdisziplinär, d. h. verschiedene Aspekte in der Therapie werden wahlweise mit herangezogen, womit entsprechend unterschiedliche Disziplinen aus dem Gesundheitswesen an einer Rückenschule beteiligt sein können (Arzt, Physiotherapeut, Psychotherapeut, Verhaltenstherapeut, Ergotherapeut). Monodisziplinäre Rückenschulen berücksichtigen lediglich nur einen Gesichtspunkt des Rückenleidens und beziehen demgemäß auch nur eine Fachrichtung mit ein.

Die Entwicklung der Rückenschulen im 20. Jahrhundert kann man fast als stürmisch bezeichnen. 1969 wurde die erste Rückenschule, Svenska Ryggskola, im schwedischen Stockholm gegründet. Ab der Mitte der 1970er Jahre entwickelten sich in den USA die ersten Rückenschulen, The Californian Back School, in Canada die Canadian Back Education Units, in Australien das Australian Back Management Program, 1990 in der Schweiz die Schweizer Rheumaliga und in Österreich die Grazer Rückenschule.

In Deutschland wurden ab 1983 erstmals Rückenschulen eingerichtet: die Bochumer Rückenschule, zwei Jahre später die Mettmanner Rückenschule, kurz danach folgten die Orthopädische Rückenschule, die Karlsruher Rückenschule und zu guter Letzt 1987 die Heidelberger Rückenschule.

Je nachdem, aus welchem Blickwinkel Menschen in ihrer Besonderheit betrachtet werden, suchen die einzelnen monodisziplinären Rückenschulen unterschiedlichen Zugang zum Patienten. Die Bochumer Rückenschule z. B. erklärt

P. Geraedts, *Übungsbehandlungstechniken und -methoden in der Physiotherapie,* essentials, https://doi.org/10.1007/978-3-658-20425-9_1

die Rückenbeschwerden mehr als Störungen im physisch-somatischen Bereich, wobei die Mettmanner Rückenschule sich überwiegend auf psychologische Aspekte konzentriert. Die Karlsruher und Heidelberger Rückenschulen engagieren sich mehr für ein ganzheitliches Menschenbild in einer sportpädagogischen Zugangsweise. Die Ansicht einer rein physikalisch-mechanischen Ursache wird von der Grazer Rückenschule vertreten (Kempf 2014).

Im Jahr 2004 wurde mit Unterstützung der Bertelsmann-Stiftung ein Kooperationsvertrag zwischen den acht großen deutschen Rückenschulverbänden (BBGS, BdR, DGYMB e. V., DVGS, Forum Gesunder Rücken, IFK, VPT und ZVK) geschlossen. Ziel der Konföderation der deutschen Rückenschulen (KddR) ist die Vereinheitlichung der Ausbildung zum Rückenschullehrer sowie die Erarbeitung eines von Grund auf neuen Konzeptes für die Rückenschule. Notwendig wurde die Gründung wegen der umstrittenen Effektivität der deutschen Rückenschulen (Flothow 2013). Die Ursachen dafür liegen zum Teil in unterschiedlichem Gebrauch und unterschiedlicher Interpretation von Begriffen wie beispielsweise „Rückenschule“, „Übungsbehandlung“ als Einzelbehandlung oder gar als Gruppenbehandlung. Auch fehlt oft eine konsequente Methodik oder Ansicht, wonach gearbeitet wird. Diese Unterschiede wurden in den Studien nicht oder kaum berücksichtigt. Zuweilen sind die Untersuchungsgruppen und deren Kontrollgruppen so heterogen, dass der Vergleich von Rückenschulen untereinander noch schwieriger wird (Miedema et al. 2003).

Seit 2005 werden Rückenschulen der Kooperation der deutschen Rückenschulen (KddR) von den gesetzlichen Krankenkassen nach gesetzlicher Angabe (§ 20 Abs. 2 SGB V) in Deutschland bezuschusst. Die hierbei anerkannten Rückenschulkurse der KddR müssen von Ärzten, Sportlehrern, Gymnastiklehrern oder von Physiotherapeuten mit entsprechender Zusatzqualifikation geleitet werden (§ 20 Abs. 1 und 2 SGB V). Nach dieser Vorgabe braucht eine Rückenschule nicht von einem Arzt verordnet zu werden, und sie ist damit rein rechtlich keine kurative, sondern eine präventive Maßnahme, obwohl die Teilnehmer ausnahmslos aufgrund vorhandener Beschwerden den Kurs besuchen. In der Praxis wird die Rückenschule dann doch zu einer kurativen Maßnahme.

Nach vierjähriger intensiver Zusammenarbeit hat sich das KddR-Curriculum bundesweit etabliert, und alle lizenzierten Kursleiter sollten nach den gemeinsamen und einheitlichen Richtlinien arbeiten (Kuhnt 2011).

Trotz dieses Strebens nach Einheitlichkeit sind die Maßnahmen in Wirklichkeit vielfältig und damit schlecht überschaubar, wobei die Programme sich auch in der Zielsetzung stark unterscheiden. Auch werden Lehrer mit unterschiedlichstem Hintergrund eingesetzt, und hinzu kommt noch ein meist ungleichmäßiger Aufbau der Gruppen. Es ist daher nicht verwunderlich, dass eine Auswertung von

31 randomisierten, kontrollierten Studien zur Wirksamkeit von Rückenschulprogrammen bei chronischem Schmerz (Oberhofer 2016) zu einer unbefriedigenden Evidenz führt. Kurzfristige Ergebnisse wurden nachgewiesen, langfristige Ergebnisse enttäuschten.

Unternehmerische Physiotherapeuten bieten neben kurativen Einzel- oder Gruppenbehandlungen auch medizinische Fitness oder medizinische Trainingstherapien an. Dazu werden Fitnessstudios eingerichtet, welche zwar unabhängig, aber sehr eng mit einer physiotherapeutischen Praxis verbunden sind. Der Betrieb in solchen Zentren ist nicht wesentlich anders als in einem herkömmlichen Fitnessstudio. Die Patientenklientel der Praxis wird automatisch zur Kundenklientel für den Fitnessraum. Und so ist das Gerätetraining von u. a. Zander wieder in die Heilgymnastik des 21. Jahrhunderts zurückgekehrt: in die Physiotherapie.

2 Rehabilitationssport – Aktivierung ist nicht gleich Therapie

Nach § 26 SGB IX hat ein Arzt die Möglichkeit, eine Verordnung für Rehabilitationssport und Funktionstraining auszustellen (SGB 2004). Ziele dieser Leistungen zur medizinischen Rehabilitation Behinderter und von Behinderung bedrohter Menschen sind einerseits, Behinderungen einschließlich chronischer Krankheiten abzuwenden, zu beseitigen, zu mindern, auszugleichen oder eine Verschlimmerung zu verhüten. Andererseits sollten Einschränkungen der Erwerbsfähigkeit und Pflegebedürftigkeit abgewendet, überwunden oder vermindert, sowie eine Verschlimmerung verhütet werden, damit der vorzeitige Bezug von laufenden Sozialleistungen vermieden oder laufende Sozialleistungen vermindert wird. Ursprünglich waren diese Maßnahmen zur Aktivierung behinderter Menschen mit den vorher erwähnten Zielen gedacht, werden aber heute auch bei Menschen mit chronischen Muskelskelettbeschwerden angewendet. Das gezielte und gut lokalisierte Training, abgestimmt auf den einzelnen Patienten, geht hierbei verloren, weil aus wirtschaftlichen Gründen in großen Gruppen mit Teilnehmern, denen unterschiedlichste Diagnosen gestellt wurden, gearbeitet werden muss. Der therapeutische Wert reduziert sich dann lediglich auf den Aspekt der Aktivierung.

P. Geraedts, *Übungsbehandlungstechniken und -methoden in der Physiotherapie*, essentials, https://doi.org/10.1007/978-3-658-20425-9_2

3 Alexandertherapie – Schulung des sechsten Sinnes

Der gebürtige Australier Frederick Matthias Alexander (1869–1955) entwarf als medizinischer Laie die nach ihm benannte Alexandertherapie, die auf der inneren Entwicklung eines „sechsten" Sinnesorgans, dem Haltungsgefühl, fußt. Er war ein hervorragender Vortragskünstler, insbesondere von Texten William Shakespeares. Als seine Stimme dauerhaft zu versagen drohte, suchte er nach der Ursache und stieß auf die wesentliche Bedeutung der Haltung, insbesondere auf das Zusammenspiel von Kopf, Nacken und Brustwirbelsäule. Er lancierte die Idee, dass bei Krankheit der falsche Gebrauch des Körpers eine wichtige Rolle spielt. Durch bewusste Kontrolle der Funktionsweise des Körpers konnte er diesen Gebrauch ändern. Denn zwischen Gebrauch und Funktion des Körpers besteht ein sehr enger Zusammenhang. Wollte er mit Erfolg den Gebrauch seiner Stimme durch Haltungsänderung korrigieren, „musste er die frühere, instinktive (unbedachte) Steuerung seines Selbst durch eine neuere, bewusste (durchdachte) Steuerung ersetzen" (Alexander 2001). Dazu soll der Schüler in einem sehr langsamen, quasi meditativen Tempo unterrichtet werden. Der Lehrer gibt verbale Instruktionen, wie zum Beispiel „Lasse den Kopf nach vorn und nach oben streben, sodass der Rücken länger und breiter wird", sowie mit sanften manuellen Korrekturen zur Unterstützung der aktiven Übungen. Spezielle Übungen gibt es kaum, außer „constructive rest" oder „semi-supine", die Rückenlage mit aufgestellten Füßen, die zur Entspannung der Muskulatur führt, und „whispered ah", das zu einer effizienteren Atmung führen und die Stimme verbessern soll. Vielmehr werden alltägliche Bewegungsabläufe wie gehen, sitzen oder bücken analysiert, bewusst gemacht und gegebenenfalls verändert (Brennan 1993).

Die Funktionszusammenhänge der großen Gelenke mit der Wirbelsäule vernachlässigte Alexander. Indem er primär die Kognition untersuchte, entwickelte er eine ganzheitliche Therapie, die ihr Hauptaugenmerk auf die richtige Wahrnehmung der eigenen Körperhaltung richtete. Nur wenn Körper, Geist und Seele

P. Geraedts, *Übungsbehandlungstechniken und -methoden in der Physiotherapie*, essentials, https://doi.org/10.1007/978-3-658-20425-9_3

zusammenarbeiten, ließe sich ein Betroffener von wahrnehmbarer Linderung oder Entspannung leiten, die nach der Korrektur ungesunder Haltung eintritt.

Was das Thema körperliche Übungen anbelangte, gingen die Meinungen von Alexander-Lehrern auseinander. Einige akzeptierten zusätzliche Übungen, um die Muskeln zu stärken oder die Beweglichkeit zu fördern. Andere Lehrer waren der Überzeugung, ein vernünftiger „Gebrauch" von Körper und Geist sei schon Training genug. Sie und andere Alexander-Schüler und -Lehrer hielten das klassische Bauchmuskel- und Rückentraining bei solchen Patienten für schädlich. Ihre Begründung: Es sorge für noch mehr Anspannung (Berg 2006).

Eine Veröffentlichung im British Medical Journal bescheinigte 2008 der Alexander-Technik hohe Wirksamkeit gegen chronische Rückenschmerzen (Little et al. 2008) In einer kontrollierten Vergleichsstudie profitierten diejenigen Patienten am meisten, die das Körpertraining innerhalb von 24 h absolvierten. Statt den vorherigen 21 Schmerztagen im Monat hatten sie nur noch drei. Selbst nach einem Jahr wirkte die verbesserte Haltung noch. Dieses Ergebnis erzielten bei den 579 Probanden weder Massagen oder Physiotherapie, noch eine Schmerzbehandlung. Professor Paul Little, Leiter des Forscherteams, bezeichnete das Ergebnis der Studie als „bedeutenden Fortschritt in der Behandlung chronischer Rückenschmerzen."

Für Filmkünstler, Tänzer und Musiker, die intensiv und subtil mit dem Körper arbeiten, um ihre Ausdruckskraft und Körperkoordination zu verbessern, ist der Ansatz ebenso geeignet wie für Schwangere, die viel zusätzliches Gewicht und einen verlagerten Körperschwerpunkt meistern müssen. Schauspieler wie Josh Brolin, der in dem Film „W" George W. Bush verkörpert, Paul Newman, Jeremy Irons, Julie Andrews, Robin Williams sowie der Autor Roald Dahl und Musiker wie Sting und Paul McCartney haben sich dieser Methode verschrieben. Große Betriebe wie die BBC bieten ihrem Personal Kurse in der Alexander-Therapie an, um deren körperliche Beschwerden zu beheben. Akteur John Cleese beschreibt als leidenschaftlicher Anhänger seine Erfahrung wie folgt: „Es hilft mir in meiner Arbeit. Dinge laufen einfach ab, ohne extra Aufwand. Sie werden leicht und relaxed" (Jansse 2008).

4 Pilates – Gleichgewicht zwischen körperlicher und geistiger Gesundheit

Pilates ist ein schnell wachsendes und beliebtes Übungsprogramm für gesunde Menschen und diejenigen geworden, die aus medizinischen Gründen trainieren müssen. Obwohl Pilates kein physiotherapeutisches oder medizinisches Behandlungskonzept ist, sind viele Ähnlichkeiten mit bekannten Übungsbehandlungsmethoden zu erkennen. Tatsache bleibt, dass das Trainingskonzept von Pilates verschiedene Parallelen mit physiotherapeutischen Behandlungsmethoden aufweist und sich gesellschaftlich fest etablieren konnte.

So beschäftigte sich der Deutsche Joseph H. Pilates (1880–1967) als Kind intensiv mit fernöstlichen und europäischen Trainingsmethoden, um etwas gegen seine schwächliche Konstitution zu unternehmen. 1912 zog er nach England, wo er sich während des Krieges für die Rehabilitation verletzter Soldaten einsetzte. Aus Bettfedern baute er seine ersten Trainingsgeräte. 1926 emigrierte er nach New York, um dort, gemeinsam mit seiner Ehefrau, in einer alten Fabrikhalle sein erstes Trainingsstudio zu eröffnen. Der Erfolg ließ ihn seine Trainingsmethode systematisch dokumentieren. Er fotografierte seine Kunden jeweils vor der ersten und nach der dreißigsten Trainingsstunde. Diese Dokumentation machte deutlich, dass man *„nach 10 Stunden den Unterschied fühlt, nach 20 Stunden den Unterschied sieht und nach 30 Stunden einen neuen Körper hat"* (Redaktion Pilates.de, o. J.) Pilates betonte die Balance zwischen geistiger und körperlicher Gesundheit und forderte, dass dieses Gleichgewicht mit hoher Intensität angestrebt werden müsse. Aus diesem Grunde lehnte er Gerätetraining ab: *„Millionen von Dollars werden unsinnig für Turngeräte vergeudet. Dieses Geld sollte in die Ausbildung tatsächlich vorbildhafter Lehrer investiert werden."* (J.H. Pilates) und *„Wir verlieren zunehmend die Balance zwischen mentaler und körperlicher Gesundheit. Fitnessübungen und Sportarten ohne Balance wirken nur kurzfristig. Meistens sind sie mittelfristig sogar kontraproduktiv!"* (Redaktion Pilates.de, o. J.).

P. Geraedts, *Übungsbehandlungstechniken und -methoden in der Physiotherapie*, essentials, https://doi.org/10.1007/978-3-658-20425-9_4

Pilates ist ein systematisches Körpertraining. Nicht die Quantität, sondern die Qualität der Pilates-Übungen zählt. Neben der in die Übungen einbezogenen Atmung, widmete er dem Aufbau der Muskulatur in der Körpermitte besonderer Aufmerksamkeit und hob die Bedeutung einer guten und stabilen Körperhaltung während des Trainings hervor. Kampfkunstlehrer nennen das *„Kraft aus der Mitte"*. Joseph Pilates bezeichnete die Körpermitte als „Powerhouse" was im Deutschen so viel wie *„Kraftwerk"* oder *„Kraftzentrum"* bedeutet. Im Fachjargon der Medizin spricht man über Rumpfstabilität. Der wichtigste Schlüssel für die richtige Ausführung seiner Übungen, insbesondere für die Haltungsschule, ist die Konzentration. Das Ergebnis seines Trainings fasst Pilates wie folgt zusammen:

> Ihre persönliche Ausstrahlung und Ihr Aussehen werden entscheidend durch Ihre Körperhaltung bestimmt (vgl. Pehr Hendrik Ling), also durch Ihre Gewohnheit, aufrecht zu gehen und zu stehen. Sie lernen, Ihre Korsettmuskulatur zu nutzen und mit beiden Beinen fest am Boden zu stehen. Sie werden Ihren Kopf erhoben über Ihren entspannten Schultern präsentieren. Ihre Freunde werden Sie fragen, ob Sie größer geworden sind (Redaktion Pilates.de, o. J.).

Dr. Henry Jordan, Orthopäde im Lennox Hill Hospital New York, nicht nur ein guter Freund von Pilates sondern auch ein Anhänger seiner Trainingsmethode, war der erste Mediziner, der das Pilates-Trainingskonzept in der Therapie einsetzte. Er schickte sowohl Patienten als auch seine Studenten zu Pilates. Der Durchbruch erlebte die Pilates Trainingsmethode, als der Gründer der ersten Klinik für Tanzmedizin (ca. 1983), der Chirurg Dr. James Garrick, seine Patienten nach dem Pilateskonzept behandelte. Er ließ seine Mitarbeiter in dem Konzept ausbilden (Geweniger und Bohlander 2016).

J.H. Pilates legte viel Wert auf die Lehrfähigkeit der Ärzte, Lehrer, Therapeuten und Trainer. Er erwartete von Ihnen, unnatürliche Bewegungs- und Haltungsmuster zu erkennen und zu korrigieren. Sie sollten seiner Ansicht nach sowohl menschlich, als auch physisch viel mehr zu Vorbildern werden. J.H. Pilates starb 1967 im Alter von 87 Jahren. Die Effektivität der Übungen steht auch bei Pilates nicht unwiderlegbar fest. Patti et al. haben im Januar 2015 (Patti et al. 2015) eine Studie durchgeführt mit dem Ziel, einen umfassenden Überblick über die wissenschaftliche Literatur zum Vergleich der Wirksamkeit der Pilates-Methode in Bezug auf Schmerzen und Behinderungen bei Patienten mit chronischen, unspezifischen Schmerzen im unteren Rücken zu bieten. Die Recherchen umfassten insgesamt 128 Artikel. Von diesen wurden 29 als ausreichend qualifiziert befunden und in die Analyse einbezogen.

Die Forscher folgerten daraus, dass es einen Mangel an Studien gibt, welche eindeutig die Überlegenheit der Wirkungen bestimmter Pilates-Übungsprogramme über andere in der Behandlung von chronischen Schmerzen zeigen. Der Konsens auf dem Gebiet legt jedoch nahe, dass die Pilates-Methode effektiver ist als minimale oder gar keine Bewegungsintervention zur Schmerzlinderung.

Ziel einer anderen Cochrane-Übersichtsarbeit war ebenfalls, die Auswirkungen der Pilates-Methode bei Patienten mit unspezifischen, akuten, subakuten oder chronischen Rückenschmerzen zu bewerten.

Von den 126 ausgewählten Studien erfüllten 10, mit insgesamt 510 Teilnehmern, die Einschlusskriterien. In sieben dieser Studien wiesen die Ergebnisse ein geringes Risiko für systematische Fehler oder Verzerrungen auf, bei drei Studien wurde dieses Risiko jedoch als hoch eingestuft. Insgesamt sechs Untersuchungen verglichen die Wirksamkeit der Pilates-Methode mit einer minimalen Intervention zur Behandlung von Rückenschmerzen. Und noch dazu wurde die methodische Qualität der zugrunde liegenden Studien eher als unzureichend bewertet.

Zusammenfassend sind die Resultate nicht überzeugend: nur geringe Verbesserungen der Beschwerden sowohl kurz-, (bis zu 3 Monate) als auch mittelfristig (bis zu 12 Monate) im Vergleich zu einer Kontrollbehandlung oder im Vergleich zu anderen Trainingsmethoden. Studien, die die körperliche Beeinträchtigung und die Funktionalität von Patienten mit Rückenschmerzen untersuchten, konnten keine Unterschiede zwischen der Anwendung der Pilates-Methode und anderen Trainingsformen erkennen lassen (Yamato et al. 2015). Weitere geeignete Untersuchungen sollten diese Ergebnisse stützen, so die Forscher.

Aus Sicht der biomechanischen Eigenschaften der Wirbel- und großen Gelenke und der gegenseitigen biomechanischen Zusammenhänge gibt es einige kritische Randbemerkungen zum Pilatestraining, welche die geringere Effektivität bei Rückenbeschwerden erklären könnten.

Große Hebelwirkung, bspw. das Anheben beider Beine in Rückenlage kann bei unzureichender Korrektur zu einer Verstärkung des Hohlkreuzes führen und damit zur passiven oder aktiven Überbelastung der Lendenwirbelsäule und des Iliosakralgelenks. Das Sitzen auf den Fersen ist sehr belastend für die Knie, da diese maximal und unter Gewicht gebeugt werden. Hat der Betroffene noch keine Schmerzen, können die so ausgelöst werden. In Rückenlage den Oberkörper mit Unterstützung des Kopfes durch die Hände zu heben, kann die Brust- und Halswirbelsäule zu stark beugen und so Beschwerden in ihr verursachen.

Drehübungen sind nur für spezifische Teile der Wirbelsäule geeignet. So kann die Lendenwirbelsäule aufgrund des Baus der Facettengelenke nur beugen und strecken. Aus demselben Grund kann die Halswirbelsäule nur bei aufgerichteter Brustwirbelsäule und gestreckter Halswirbelsäule drehen.

Bei verschiedenen Übungen werden die Hüftgelenke nach innen gedreht und gleichzeitig gebeugt, sogar unter Belastung; eine sehr strapaziöse Bewegung für die Hüftgelenke und bei geringen Funktionsdefiziten schon schmerzauslösend. Werden die Arme nach vorne gestreckt, zusammengedrückt und gleichzeitig hochgehoben, wird die Zentrierung der Kugel des Oberarmes in der Pfanne des Schulterblatts verringert und die Schulterblätter bewegen zwangsläufig nach vorne. So neigt die Brustwirbelsäule dazu, sich mehr zu beugen, und die Halswirbelsäule wird mehr gestreckt. Die Belastbarkeit der Schultergelenke und der Brust- und Halswirbelsäule nimmt ab, und die Belastung wird schnell zu hoch: Rückenschmerzen.

Die Bauchmuskeln werden konzentrisch trainiert; diese haben allerdings eine exzentrische Funktion. Konzentrisches Training der Bauchmuskalatur kann sehr belastend für den ganzen Rücken sein.

Auch das Abstimmen der Atmung auf den Takt der Übung (beim muskulären Entspannen heißt es einatmen, ausatmen beim Anspannen) ist ein Widerspruch zu der autonomen Steuerung der Atmung: diese richtet sich nach der Intensität und nicht nach dem Rhythmus der Muskelkontraktion, ist daher bewusst kaum zu steuern. Zur Erholung eine Pause einzulegen, ist allerdings nur zu empfehlen.

5 Brügger-Konzept – Der Rundrücken verursacht die Rückenschmerzen

Der Schweizer Neurologe und Psychiater Dr. med. Alois Brügger (1920–2001) (Brügger 1980) entwickelte das nach ihm benannte Brügger-Konzept. Es basiert auf dem Gedanken, dass Muskel-Skelett-Defizite (Verkürzungen eines Muskels oder einer Sehne) Wahrnehmungsprozesse im Gehirn in Gang setzen, die ihrerseits wiederum alternative, ausgleichende Bewegungsmuster aktivieren, um die Einschränkungen zu beheben. Es können daraufhin allerdings an anderen Stellen im Körper ausstrahlende Muskel-Beschwerden entstehen. So kann es sein, dass die Ursache und Lokalisation des wahrgenommenen Schmerzes in keinem unmittelbaren Zusammenhang stehen.

Die krumme, nach vorne gebogene Haltung des Brustkorbes und eine einseitige Belastung im Alltag sah Brügger als wichtigste Ursache für das Entstehen der sogenannten Funktionskrankheiten des Skeletts, wie Hals- und Lendenwirbelsäulenbeschwerden und ausstrahlende Schmerzen in die Glieder. Eine Gewebeschädigung des Skeletts sei hierbei auf Dauer unvermeidbar. Der generell in der klinischen Forschung und Praxis angewendete Fachausdruck des „pseudoradikulären Syndroms" hat zu einer einseitigen Interpretation der Wirbelsäulenbeschwerden geführt. Hierbei werden periodischen Ausstrahlungen im Arm oder Bein als unspezifischer Rückenschmerz betrachtet, wobei aber der Spinalnerv nicht gereizt ist. Eine genaue Ursache ist meist nicht bekannt.

Nach Alois Brügger (1980) ist gerade dies eine unvollständige Wiedergabe seiner wissenschaftlich fundierten Krankheitslehre. Das eigentlich bahnbrechende an seinen Überlegungen ist, dass eine Reizung von Schmerzsensoren nicht nur der Gelenke der Wirbelsäule, sondern auch anderer Gelenke des Körpers über zentralneurologische Schmerzmechanismen des Gehirns zu Schmerzausbreitung, ähnlich wie die Reizung einer Nervenwurzel (pseudoradikulär), führen kann. Dies betrifft die Gelenke der vorderen Körperhälfte: die Gelenke zwischen

P. Geraedts, *Übungsbehandlungstechniken und -methoden in der Physiotherapie*, essentials, https://doi.org/10.1007/978-3-658-20425-9_5

Brustbein und Rippen (das sternale Gelenk) und die Schambeinfuge (Symphyse), wobei Reizung des sternalen Gelenkes über zentralneurologische Mechanismen Beschwerden in der Brustwirbelsäule hervorrufen kann und Reizung der Schambeinfuge Beschwerden in der Lendenwirbelsäule. Er beobachtete auch, dass Muskelschmerzen nur während bestimmter Bewegungen auftraten. Diese funktionsgebundenen Schmerzen nannte er „reflektorische Tendomyose". Später stellte er fest, dass solche Muskelschmerzen vom zentralen Nervensystem zum Schutz vor drohenden oder fortschreitenden Schädigungen des Organismus ausgelöst werden. Diese Mechanismen wurden von ihm als *„nozizeptiver somatosensorischer Blockierungseffekt"* bezeichnet.

Brügger ging intensiv der Frage nach, welche Bedeutung die Haltung für die Belastbarkeit der Wirbelsäule, insbesondere der Brustwirbelsäule, hat. Er erkannte die gegenseitige Beeinflussung von Becken und Brustkorb, was bildlich in einem Zahnradmodell dargestellt wurde.

Im Zentrum dieses Modells steht die Brustwirbelsäule. Sobald diese gestreckt wird, streckt sich auch die Lendenwirbelsäule, wodurch ein Hohlkreuz entsteht. Zur gleichen Zeit verringert sich die Streckung der Halswirbelsäule. Durch die Bewegung des Brustkorbes bewegen sich Becken und Kopf wie Zahnräder, deren Zähne ineinander greifen. Um zu große Belastungen der Lendenwirbelsäule zu vermeiden, müssten die Bauchmuskeln stark exzentrisch angespannt werden. Das ist koordinativ kompliziert und anstrengend, daher schwierig in die Praxis umzusetzen. Voraussetzung für diesen Mechanismus ist die Annahme, dass ausreichend Schmerz-Sensoren in den Brustbein-Rippengelenken und der Schambeinfuge vorhanden sind. Die bedeutsame, unterstützende Funktion der Gesäßmuskulatur und die damit zusammenhängende Funktionskraft des Hüftgelenks für die Beckenaufrichtung zieht Brügger hingegen nicht mit in Betracht. Ebenso wenig werden Funktionsdefizite des Schultergelenks berücksichtigt, welche den Rundrücken und die damit zusammenhängende Hohlform der Halswirbelsäule verstärken können.

6 Stemmführung nach Brunkow

Die Stemmführung nach Brunkow, jetzt Akrodynamik, ist ein ganzheitliches Bahnungssystem, basierend auf der Grundlage idealmotorischer Bewegungsmuster und wurde von der Krankengymnastin Roswitha Brunkow (gest. 1975) erarbeitet. Sie entwickelte eine überwiegend statische Muskelanspannungstechnik als Bahnungssystem, mit der unzureichende Muskelfunktion und Haltungsschwäche oder Haltungsfehler behandelt werden können. Über vorgegebene Winkelstellungen der Gelenke und unter Augenkontrolle des Patienten wird durch gleichzeitiges willkürliches Anspannen von Beuge- und Streckmuskeln (Kokontraktion) gegen einen imaginären Widerstand „gestemmt". Durch das „Einstemmen" erfolgt eine Weiterleitung der Muskelspannung in den Rumpf, die ihrerseits eine unwillkürliche Aufrichtung des Rumpfes mit einer Ganzkörperspannung auslöst. Durch manuelle Reize des Therapeuten wie Druck-Stauch-Impulse und Wisch- und Streichtechniken kann die Muskelspannung optimiert und die gewünschte Muskelkette angeregt werden. Bewegt der Patient über die aufgebaute Spannung hinaus die eingestemmten Arme oder Beine, so lässt sich diese Spannung steigern. So soll sich eine Haltungsstörung des Rumpfes oder der Wirbelsäule in optimaler Weise durch massiven symmetrischen Einstrom propriozeptiver Impulse aus den Armen oder Beinen ausgleichen lassen (Jung et al. 1976; Paschen K 2006). Ein Vergleich mit der Vojta Therapie drängt sich auf, da auch hier die Therapie basiert auf Reflexmotorik.

P. Geraedts, *Übungsbehandlungstechniken und -methoden in der Physiotherapie,* essentials, https://doi.org/10.1007/978-3-658-20425-9_6

7 Vojta-Therapie – Förderung der Reflexmotorik durch schmerzhafte Reize

Das Vojta-Prinzip wurde in den 1950er und 1960er Jahren von dem tschechischen Kinder- und Erwachsenenneurologen Dr. Václav Vojta, der ab 1975 im Kinderzentrum München tätig war, ausgearbeitet. Das System beruht auf empirischen Beobachtungen von Bewegungsabläufen bei der motorischen Entwicklung von Kindern im 1. Lebensjahr, deren Gesetzmäßigkeit Dr. Vojta erfasste und genau beschrieb. Er beobachtete, dass durch starke Druckreize mittels Finger oder Handkanten in vorgegebenen Ausgangslagen die zerebrale Steuerung der Bewegung und Haltung beeinflusst werden kann.

Das Gehirn wird so angeregt *„angelegte und von Geburt an vorhandene Bewegungsmuster"* (automatische, also unwillkürliche motorische Reaktionen: Reflexe!) zu aktivieren. Nervenbahnen im Gehirn und im Rückenmark stehen grundsätzlich zur Verfügung, können aber umständehalber vorübergehend „blockiert" sein. Das wiederholte Auslösen dieser Reize kann diese Blockierungen beheben und neue Nervenbahnen „freischalten" (Bahnung). Vojta spricht dann von Reflexmotorik: Reflexlokomotion, Reflexrollen und Reflexkriechen. Je früher die Therapie eingesetzt wird, desto günstiger kann man die Reifungsprozesse im Gehirn beeinflussen, so Vojta. Denn in den ersten Lebensmonaten eines Säuglings wird die Motorik zum größten Teil durch diese Reflexe bestimmt. Sie bilden die Basis für die spätere Willkürmotorik, die sich durch Reifungsprozesse im Gehirn und durch Anreize aus der Umwelt entwickelt und nachfolgend die Reflexmotorik ablöst. Wenn sich die basale Reflexmotorik normal ausbildet, ist die Reifung der Willkürmotorik eine automatische Folgereaktion, so Vojta. Das Erlernen alltäglicher Bewegungsabläufe wie Greifen, Aufrichten und Laufen gehört daher auch nicht zum Vojtas ursprünglichen Therapiekonzept.

Die Vojta-Therapie wird als Basistherapie bei praktisch jeder Haltungs-und Bewegungsstörung und bei zahlreichen anderen Erkrankungen eingesetzt, wie bei

P. Geraedts, *Übungsbehandlungstechniken und -methoden in der Physiotherapie*, essentials, https://doi.org/10.1007/978-3-658-20425-9_7

zentralen Koordinationsstörungen im Säuglingsalter, zerebralen und peripheren Paresen und Funktionseinschränkungen der Wirbelsäule. Die Frühdiagnostik nach Vojta gestattet einem Kind eine möglichst frühzeitige Therapie (Vojta und Peters 1997).

Die Therapie ist aber sehr belastend für sowohl Mutter als auch Kind, denn die Kinder schreien oft sehr heftig während der Behandlung durch den sehr starken Druckreiz. Außerdem hängt der Erfolg entscheidend von der Durchführung durch die Eltern zu Hause ab. Laut der internationalen Vojta Gesellschaft *„äußert sich der therapeutische gewünschte Aktivierungszustand bei Säuglingen während der Behandlung oft durch Schreien“*. Auch verschiedene Studien berichten von teilweise sehr heftigen Angst- und Abwehrreaktionen der Säuglinge. Diese ungestümen Reaktionen des Kindes führen bei den Eltern zu Angst vor einem psychischen Trauma. Viele Eltern stellen sich dann auch die Frage, ob die Therapie weiterzuführen sei (Plassman 2014).

Nach den aktuellen Erkenntnissen über motorisches Lernen muss man konstatieren, dass die Ansicht, über die Förderung der Reflexmotorik könne eine motorische Fähigkeit erlernt werden, überholt ist. Die reaktive motorische Reaktion auf einen starken Druckreiz ist immer dieselbe und führt nicht zu einer Verbesserung der Willkürmotorik. Die Reflexmotorik sollte gerade gehemmt werden durch Weiterentwicklung bewusst motorischer Steuerung, nicht gefordert. Motorische Verbesserungen können auf normale fortschreitende Entwicklung zurückzuführen sein, (jedes Kind entwickelt sich!) denn eine *„gesicherte Datenlage von hohem Evidenzgrad existiert jedoch bisher nicht“* (Plassman 2014).

Förderung der „Willkürmotorik“ bei Säuglingen kann nur mittels sensorischer Aktivierung wie Berührungen, Lageveränderungen oder auditive und visuelle Reize erlangt werden, welche das Kind anregen, sich selbst zu bewegen. Ähnlich wie schon der Kinderarzt Dr. Alexander Schmidt im Jahre 1899 feststellte. Die Reflexmotorik bleibt aber als Basis für das motorische Lernen von großer Bedeutung.

8 Bobath-Konzept – Bewegungsförderung durch sensorische Reize

Das Bobath-Konzept wurde von der englischen Krankengymnastin Berta Bobath und ihrem Mann, dem Neurologen Dr. Karel Bobath, ab 1943 entwickelt und praktisch angewendet. Die Therapie richtet sich an Kinder, Jugendliche und Erwachsene mit angeborenen bzw. erworbenen Störungen oder Erkrankungen des zentralen Nervensystems.

Im Gegensatz zu dem Vojta-Prinzip aktiviert das Bobath-Therapiekonzept, heute auch als umfassenderes Neuro-Developmental-Treatment-Konzept bezeichnet, nicht die Reflexaktivität eines (jungen) Menschen, sondern die Fähigkeit des Nervensystems, ein Leben lang motorisch zu lernen und versucht Willküraktivität, die alltäglich gebraucht wird, zu fördern. Das Bobath-Konzept schreibt keine Techniken oder Übungen vor, die für alle Patienten gleich wären, sondern berücksichtigt vielmehr die individuellen Möglichkeiten und Grenzen eines Patienten.

Während der Behandlung eines Kindes erfährt es unter den sanft führenden Händen des Therapeuten normale Bewegungsabläufe am eigenen Leib. Durch die optische, akustische und taktile sensorische Reizung (Tapping, Druck und Zug) werden willkürliche motorische Fähigkeiten, wie Kopf- und Rumpfkontrolle, Gleichgewichtsreaktionen und Gewichtsübertragungen von einer auf die andere Körperseite geschult. Dabei dürfen die Reflexmotorik oder die durch Schädigung vorhandenen abnormen Haltungs- und Bewegungsmuster nicht ausgelöst werden, weil hierdurch das Erlernen koordinierter Bewegungen erheblich erschwert wird. Die Behandlung eines Kindes richtet sich nach dem aktuellen Entwicklungsstand, wobei Eltern grundsätzlich eng miteinbezogen werden. Es gibt dann auch keine Standardübungen. Diese wären ja „tödlich“ für die Plastizität des Gehirns, da der Lerneffekt ausbleibt. In modifizierter Form wird die Behandlung nach Bobath heute auch in der Erwachsenen-Therapie angewandt.

P. Geraedts, *Übungsbehandlungstechniken und -methoden in der Physiotherapie,* essentials, https://doi.org/10.1007/978-3-658-20425-9_8

Von wesentlicher Bedeutung bei der physiotherapeutischen Arbeit mit Kindern ist es, zwischen einer anpassenden (adaptiven) und einer ausgleichenden (kompensatorischen) Tendenz in der Entwicklung eines Kindes zu unterscheiden. Eine adaptive Entwicklung ist durchaus eine gesunde, denn diese wird bestimmt durch Umgebungsreize und/oder durch funktionelle Gegebenheiten des Kindes. Ein großes Kind wird sich anders entwickeln als ein kleines, dennoch sind beide Entwicklungen normal. Eine kompensatorische Entwicklung dagegen deutet auf den Versuch des Kindes, motorische Defizite durch kompensatorische Motorik auszugleichen. Eine an sich natürliche und gesunde Strategie. Mithilfe motorischer Förderung oder Therapie kann diese kompensatorische Motorik optimiert oder motorische Defizite womöglich behoben werden. So können Leistungsrückstände in der motorischen Entwicklung durchaus verbessert werden, auch wenn nicht immer ein normales motorisches Entwicklungsniveau erreicht werden kann.

9 Bewegungsinduktionstherapie nach Taub

Seit einigen Jahren hat sich eine, überwiegend ergotherapeutische, Methode einen festen Platz in der neurologischen Therapielandschaft gewonnen. Um motorische Defizite zu behandeln werden Patienten gezwungen das betroffene Körperglied einzusetzen indem der nicht betroffene Körperteil aktiv eingeschränkt wird durch passive Immobilisation, zum Beispiel durch das Festlegen mittels einer Schiene eines Armes. Die Idee basiert auf den Gedanken von dem amerikanischen Psychologen Edward Taub, dass die Funktion eines eingeschränkten Gliedes kompensatorisch durch gesunde Körperteile übernommen wird. Durch Gewöhnung wird auch die Restfunktion des betroffenen Gliedes immer mehr übernommen und der betroffene Arm oder Bein werden im Alltag gar nicht mehr eingesetzt. Diese „erlernter Nicht- gebrauch" soll durch diese Zwangsmobilisierung, die zu einem Umlernverhalten führen soll, vorgebeugt werden (Rüsseler 2009).

Aufgrund der vorliegenden Datenlage können zum Ansatz der umfassenden Physiotherapie bei neurologischen Patienten die methodisch besten Studien keinen Effekt einer isolierten neurologischen Therapie (NDT) nachweisen (Bower et al. 1996; Strassburgh 2015). Kombinierte Ansätze (zusätzliches Therapiegips, sensorische Förderung bei Kindern) sowie primär funktionell ausgerichtete Therapieansätze zeigten wohl eine leichte Überlegenheit gegenüber der isolierten NDT. Obwohl eine Nichtwirksamkeit einer Bobath- oder auch Vojta-Therapie sich hieraus nicht ableiten lässt, belegt die Studienlage aber eindeutig und klar die Notwendigkeit, herkömmliche physiotherapeutische Konzepte zu ersetzen durch andere, welche auf die Verbesserung der Bewältigung alltäglicher Tätigkeiten abzielen, anstatt auf die Verbesserung struktureller Defizite der bestimmten Gewebe oder Organe (Anttila et al. 2008).

P. Geraedts, *Übungsbehandlungstechniken und -methoden in der Physiotherapie,* essentials, https://doi.org/10.1007/978-3-658-20425-9_9

10 Sensorische Integration nach Jean Ayres – Schulung des sensomotorischen Regelkreises

Die Ergotherapeutin und Psychologin Anna Jean Ayres entwickelte in den 1970er Jahren die sensorische Integrationstherapie. Sinneseindrücke sollen innere und äußere Reize in Gang setzen, welche zu motorischen Anpassungsreaktionen (MAR) führen. Diese integrativen Prozesse im Gehirn sind entscheidend für alle motorischen und sensorischen Lernvorgänge. Eine Störung dieser Art der Verarbeitung der Sinneseindrücke löst automatisch eine Beeinträchtigung der Motorik, insbesondere der Handlungsplanung und des motorischen Verhaltens aus. Damit werden aber auch kognitive Lernvorgänge behindert, so die Auffassung von Jean Ayres. Die Behandlung besteht aus gezielter Zufuhr von sensorischen Reizen, damit nach Integration im Gehirn das motorische Verhalten verbessert wird. Gerade im Kleinkind- und Vorschulalter ist das Nervensystem formbar (Neuroplastizität) und sind durch sensorische Reizung sowohl kognitive als auch motorische Lerneffekte zu erzielen.

Ayres geht von einer hierarchischen Ordnung der Sinnesmodalitäten aus. Damit ist gemeint, dass basale Sinnesmodalitäten wie Propriozeption, Berührung und Gleichgewicht sowie Geruch und Geschmack, schnelle, unbewusst gesteuerte Motorik auslösen und höhere oder Fernsinne wie Sehen und Hören, bewusstere, gezieltere Motorik auslösen. So baut der eine Schritt auf den vorherigen auf.

In ihrem Buch „Bausteine der Entwicklung" erläutert sie ausführlich, wie die sensomotorische Entwicklung den Grundstein für die mentale Entwicklung darstellt. Die höheren (kortikalen) Zentren seien dabei für abstrakt-logisches Denken und die Sprache verantwortlich. Diese können nur dann störungsfrei arbeiten, wenn die sensorische Integration der Informationen aus den Sinnesorganen gelungen ist. Motorische Auffälligkeiten und Lerndefizite sind als Symptome von zentralen Integrationsstörungen aufzufassen und lassen auf basale sensorische Fehlfunktion schließen. Diese äußern sich in typischen Erscheinungsbildern wie

P. Geraedts, *Übungsbehandlungstechniken und -methoden in der Physiotherapie,* essentials, https://doi.org/10.1007/978-3-658-20425-9_10

Dyspraxie (Schwierigkeiten bei der motorischen Planung), schlechte Integration der beiden Körperhälften in Verbindung mit Gleichgewichts- und Haltungsstörungen sowie Sehdefizite und schließlich taktile Defizite wie Abwehrreaktionen auf Berührungen. Diese Störungen treten z. T. in Verbindung mit erhöhter Aktivität und Ablenkbarkeit, Form- und Raumwahrnehmungsstörungen, Hör- und Sprachstörungen und Defizite der Augen-Hand Koordination (z. B. Grafomotorik) auf.

Um die spezifischen Störungen der sensorischen Integration aufzudecken, hat Jean Ayres über Jahre hinweg mehrere Testverfahren entwickelt, wobei einige sich überschneiden und mehrere Bereiche betreffen. 6 Tests sollen die taktile und die propriozeptiv-vestibuläre Verarbeitung beurteilen, weitere 6 Tests die visuelle Wahrnehmung und Visuomotorik, 7 Tests die Integration beider Körperhälften und das nacheinander Ausführen bestimmter Aufgaben (Sequenzieren) und schließlich 6 Tests das zielgerichtete und zweckmäßige Handeln basierend auf Bewegungserfahrung, Bewegungsplanung und zeitlicher sowie räumlicher Koordinierung von Bewegungsabläufen (Praxie) (Karch et al. 2002).

Obwohl die theoretischen Grundlagen, auf denen die sensorische Integration beruht, nach modernstem Stand der Entwicklungsneurologie und -psychologie teilweise überholt sind und die Interpretation der Testergebnisse mit großem Vorbehalt gehandhabt werden sollten, stellen die von Jean Ayres dargestellten Behandlungstechniken dennoch eine Bereicherung für die Praxis der Ergo- und Physiotherapie dar. Durch Techniken der SI-Therapie werden die sinnlichen Erfahrungen von Berührung, Bewegung und Gleichgewichtsreaktionen umfangreicher und oft wird dadurch ein guter Zugang zu den Kindern gefunden. So können Kinder mit Verhaltensauffälligkeiten und unzureichender Handlungskompetenz selbstsicherer und selbstständiger werden (Karch et al. 2002).

Propriozeptive Neuromuskuläre Faszilitation – Gezielter Widerstand führt Motorik

11

Die PNF-Therapie steht für Propriozeptive Neuromuskuläre Faszilitation, das heißt, dass das Zusammenspiel zwischen Rezeptoren, Nerven und Muskeln durch Anregung der Propriozeptoren (Sinnesorgane, welche die Körperpositionen und Gelenkstellungen im Raum wahrnehmen können) gefördert wird. PNF orientiert sich an den Ressourcen des Patienten und setzt diese gezielt zur Verbesserung der Bewegungs- und Haltungskontrolle ein. Die Methode ist in den 1940er Jahren am Kaiser Institut in Washington D.C. von Hermann Kabat M.D. und M. Knott PT. entwickelt worden, um Patienten mit neurologischen Erkrankungen zu behandeln. Kabatt und Knott stellten fest, dass diagonal-spiralförmige Bewegungsmuster bei gesunden Menschen zu den normalen Bewegungsabläufen gehören, wobei insbesondere die Rotation hervorgehoben wurde. Sie verstärkten den maximalen Widerstand während des ganzen Bewegungsablaufes, wobei Haltungs- und Stellreflexe ausgenutzt und damit viele primitive Bewegungsmuster erzielt wurden. Eine zweckmäßige Ausgangsstellung in einem Gelenk und das daraus resultierende günstige Verhältnis von Ursprung und Ansatz eines Muskels, konnte eine noch kräftigere Kontraktion des Muskels auslösen. Dehnung führte zu diagonal verlaufenden, reflexartigen Bewegungsmustern, die sehr eng mit den normalen funktionellen Bewegungsmustern zusammenhingen. Andere propriozeptive Reize zur Faszilitation motorischer Reaktionen sind von taktiler, verbaler und visueller Art. Werden größere Muskelgruppen durch aufbauenden Widerstand angeregt, können geschwächte, z. B. verletzte Muskeleinheiten, reaktiviert werden. Dieses Phänomen wird Irradiation oder „overflow of neuronal excitation" (Überschuss neuronaler Reizung) genannt. Durch Traktion werden Muskelspindeln gedehnt; eine dynamische Motorik entsteht. Approximation der Gelenkflächen kann eine stabilisierende Motorik auslösen.

P. Geraedts, *Übungsbehandlungstechniken und -methoden in der Physiotherapie*, essentials, https://doi.org/10.1007/978-3-658-20425-9_11

Dr. Kabat stützte seine Theorie unter anderem auf die Arbeiten der Physiologen Sherrington, Goghill, McGraw und Gesell sowie Studien über Reaktionen des normalen Erwachsenen von Hellebrand und Untersuchungen zum Reflexverfahren von Ivan Pavlov. In den 1970er Jahren wurde die amerikanische Originalausgabe „Proprioceptive Neuromuscular Fascilitation" von M. Knott, B.S. und D.E. Voss, B.Ed. bearbeitet und in Deutschland veröffentlicht (Knott und Voss 1970).

Feldenkrais-Methode – Bewusst motorische Ineffizienz beheben

12

In der Mitte des 20. Jahrhunderts entwickelte der israelische Kernphysiker Dr. Moshé Feldenkrais auf der Grundlage eigener körperlicher Beschwerden und inspiriert durch die Kampfsportarten Judo und Jiu-Jitsu seine Feldenkrais-Methode. Hierin betont er die wechselseitige Beziehung unseres Muskel- und Nervensystems. Diese beiden Systeme hängen ihrerseits sehr eng zusammen mit der Schwerkraft, die als Gegenkraft beim Aufrichten des menschlichen Körpers wirkt. So sind die erlernten Bewegungsmuster selten die einfachsten oder ökonomischsten und führen daher oft zu körperlichen Problemen, so Dr. Feldenkrais. Unsere große „Verwundbarkeit" resultiere aus unserem fortgeschrittenen evolutionären Entwicklungsstand im Vergleich zur Tierwelt, in der Bewegung eine nebensächliche Rolle spielt. Die Feldenkrais-Methode versucht nun, diese motorische Ineffizienz zu beheben, indem die strukturierten Bewegungen bewusst und auf leichteste Art ausgeführt werden und damit den Bewegungssinn schulen. *„Erst wenn wir wissen, was wir tun, können wir tun, was wir wollen"*, so Dr. Mosche Feldenkrais (Paschen 2006). Die Feldenkrais Methode basiert also, ähnlich wie die Pilates Methode und die Alexandertechnik, auf das Lernen Bewegung bewusst wahrzunehmen. Anfangs sind die Bewegungsübungen klein und einfach, werden allmählich größer und komplexer. Durch motorische Lernprozesse soll die Qualität der Bewegungen verbessert und verfeinert werden. Recherche in der Datenbank für evidenzbasierte Physiotherapie PEDRO und der Datenbank für biomechanische Literatur und wissenschaftlichen Studien PubMed konnte auch für die Feldenkrais Methode keine überzeugende Effektivität nachweisen.

P. Geraedts, *Übungsbehandlungstechniken und -methoden in der Physiotherapie*, essentials, https://doi.org/10.1007/978-3-658-20425-9_12

13 Schroth-Methode – Dreidimensionale Skoliosebehandlung

Katharina Bauer litt in ihrer Jugend an Skoliose und musste deshalb ein Korsett tragen. Mit 16 Jahren begann sie, ihren eigenen Körper durch geführte Atmung und Übungen zwischen zwei Spiegeln selbst zu korrigieren und entwickelte so ein einzigartiges Übungssystem, welches sie später „Atmungs-Orthopödie" nannte. Anlässlich ihrer auffallenden positiven Körperveränderung wurde sie engagiert, darüber zu referieren und Atemkurse für Gesunde und auch für Rückgratverkrümmte in ostdeutschen Städten (damalige DDR) abzuhalten. Nach ihrer Eheschließung mit dem Postbeamten Schroth errichtete Katharina am 17.05.1921 eine Art „ambulantes Sanatorium", in dem sie ihre Patienten behandelte. Geübt wurde in Gruppen auf einer Wiese vor Spiegeln mit Stäben und Sprossenwand.

Nachdem ihren Betrieb in der sowjetisch besetzten Zone schließlich verstaatlicht wurde, konnte Frau Schroth durch Vermittlung des Felke-Bundes (gegründet durch Pastor Emanuel Felke, ein überzeugter Verfechter der Homöopathie und Kräuterheilkunde) 1961 in Bad Sobernheim in West Deutschland Fuß fassen und zunächst ein kleines Kurheim aufbauen, das 1981 zur Katharina-Schroth-Klinik wurde (Weiss 2011).

Die krankengymnastische Technik der dreidimensionalen Skoliose-Behandlung nach Katharina Schroth beruht auf der aktiven korrigierenden Krümmungsaufrichtung der Brustwirbelsäule, welche mit oder ohne Geräte erfolgen kann und mit einer gezielten, genau definierten bzw. gelenkten Atmung, die Drehwinkel-Atmung, einhergeht. Diese Haltungsregulierung berichtigt sowohl die Seitenkontouren, wie auch die Kontouren der Vorder- und Rückenpartie des Patienten. Das soll bis zur so genannten „Überkorrektur" forciert werden. Nachdem die Haltung bestmöglich korrigiert ist, muss sie nun auch automatisiert werden. Dazu wird bei der Dreh-Winkel-Atmung in der Ausatmungsphase über isometrische Muskelarbeit die erreichte dreidimensionale Korrektur gefestigt oder sogar verstärkt.

P. Geraedts, *Übungsbehandlungstechniken und -methoden in der Physiotherapie,* essentials, https://doi.org/10.1007/978-3-658-20425-9_13

Die Methode Schrott diente als Grundlage für u. a. die „Barcelona Scoliosis Physical Therapy School“ (BSPTS) (Berdishevsky et al. 2016) begründet von einem Schüler von Katharina Schroth, Dr. Rigo. Er erweiterte das Schroth-Programm mit dem Hauptbehandlungsziel das Erlernen die Haltung zu korrigieren und diese weitgehend zu automatisieren, damit sie auch im Alltag angewendet werden kann, um so eine eventuelle Progression der Skoliose zu minimieren.

SEAS ist das Akronym für „Scientific Exercise Approach to Scoliosis“, ein individuelles und vielseitiges Übungsprogramm, das in allen Gradationen einer Skoliose anwendbar ist (Berdishevsky et al. 2016).

In einer Rede (1981) von Prof. Brussatis, designierter Präsident der Deutschen Gesellschaft für Orthopädie und Traumatologie und Mitglied der Forschungsgesellschaft der amerikanischen Orthopäden Gesellschaft „Scoliosis Research Society“, wurde die Schroth-Methode als richtungsweisend für die konservative Skoliose Behandlung der Zukunft schulmedizinisch anerkannt. Und das in einer Zeit, „in der man sich der Skoliosebehandlung fast nur für Operationen und für passive apparative Umformung interessiert und die Gymnastik (obwohl man theoretisch ihren Wert erkennt) nicht mit dem nötigen Eifer betreibt“ (Schroth, o. J.).

Eine randomisierte Studie bestätigte ebenfalls eine Überlegenheit des Schroth-Übungsprogramms unter physiotherapeutischer Leitung im Vergleich zu der Gruppe mit Hausaufgaben und der Kontrollgruppe (Kuru et al. 2015).

Obwohl die Evidenzgrundlage aller Skoliosebehandlungskonzepte trotz allem arg dünn ist, gibt es Anlass davon auszugehen, dass dreidimensional korrigierende, aktive, intensive und propriozeptive Übungen effektiv sind. Denn sowohl Schroth, das BSPTS- und SEAS-Konzept sowie das Bobath-, Vojta- und PNF-Konzept basieren alle auf denselben Prinzipien, normale Haltungs- und Bewegungsmuster zu generieren, die im Gehirn der Patienten gespeichert werden, um sie beim alltäglichen Handlungsablauf automatisiert zu nutzen. Zur gleichen Zeit soll die Entwicklung abnormer Bewegungsabläufe vermieden oder abgebremst werden.

14 Das McKenzie-Konzept – Die „Formbarkeit“ der Bandscheibe

Ender der 1950er Jahre entwickelte Robin McKenzie, ein Physiotherapeut aus Neuseeland, ein eigenes Konzept zur Behandlung von Erkrankungen des Bewegungsapparates, das sich von den manualtherapeutischen Wurzeln hin zu einer modernen, auf den Patienten zentrierten biomechanischen Untersuchungs- und Behandlungsform gewandelt hat. Er nannte dieses Konzept „Mechanical Diagnosis and Therapy“ (MDT) – und es enthält die klinische Untersuchung, Therapie und Prävention von Wirbelsäulenbeschwerden. Nachher wurden, zwar sehr beschränkt, auch die peripheren Gelenke in das Konzept mit einbezogen (Redaktion des McKenzie Instituts).

Das Besondere bei der klinischen Untersuchung sind die wiederholten schmerzauslösenden, endgradigen Streckbewegungen der Lenden- und Halswirbelsäule, damit der Befunderhebende das Schmerzverhalten des Patienten analysieren kann. Der sich auf die reine Mechanik beziehende, nach den naturwissenschaftlichen Gesetzen der Bandscheibe äußerst unrealistische Gedanke bei diesen Bewegungen ist, dass zum Beispiel eine vorgewölbte Bandscheibe in ihre ursprüngliche Form zurückgebracht werden kann. Einige Patienten erfuhren eine Verbesserung der Beschwerden, andere zeigten keinerlei Veränderung und bei manch einem Anderen verschlechterte sich sogar bei den endgradigen Extensionsbewegungen das Beschwerdenbild. Die letztgenannte Patientengruppe reagierte dann häufig positiv auf endgradige Positionierung des Körpers in einer seitlichen Bewegungsrichtung oder, selten, in Beugung, so McKenzie. Die mehrfache Wiederholung ein und derselben schmerzhaften Bewegung kann Schmerzen verändern, reduzieren, sogar gänzlich abklingen lassen. Ohne Repetition würden eventuell zu früh gezogene, fehlgerichtete Schlussfolgerungen eine effektive Schmerzlinderung vereiteln. Außerdem wurde beobachtet, dass durch diese Testbewegungen Schmerzen zum Beispiel vom Bein in Richtung Wirbelsäule zogen. McKenzie nannte dieses Phänomen Zentralisation und bewertete das als sehr günstig.

P. Geraedts, *Übungsbehandlungstechniken und -methoden in der Physiotherapie,* essentials, https://doi.org/10.1007/978-3-658-20425-9_14

Die weiteren therapeutischen Ziele sind, die Patienten aufzuklären und zu einer aktiven Selbstkontrolle und -behandlung anzuleiten, damit Beschwerden gelindert und Rezidiven vorgebeugt werden.

Obwohl gerade das McKenzie-Konzept heute als eines derjenigen physiotherapeutischen Konzepte gilt, das durch zahlreiche wissenschaftliche Studien auf seine diagnostische, therapeutische und prognostische Stärke hin untersucht worden ist, steht seine Evidenz nicht fest. Ob eine vorgewölbte Bandscheibe mit wiederholten endgradigen Streckbewegungen in ihre ursprüngliche Form zurückgebracht werden kann, ist ernsthaft zu bezweifeln wenn die Biomechanik genau betrachtet wird. Denn die menschliche Motorik zeigt, gerade beim (Hoch-)Leistungssport, eine außerordentlich hohe Belastbarkeit der Wirbelsäule und ihrer Bandscheiben. Außerdem entstehen die meisten Rückenbeschwerden ja durch ständige endgradige Streckposition der Lendenwirbelsäule, bekannt als Hyperlordose, oft bedingt durch ein insuffizientes Hüftgelenk mit Streckdefizit. Im Straßenbild eine fast allgemeine Erscheinung. Und Hancock et al. (2007) konnten in ihrer Studie auch die These von McKenzie, die Bandscheibe würde Rückenschmerzen verursachen, nicht bestätigen.

Nach der klinischen Symptomatik eines alternden oder gereizten Gelenks äußern sich präarthrotischen Beschwerden als ausstrahlende Beschwerden in einem Gelenkteil, bspw. im Oberarm oder Oberschenkel. Anfangs treten diese hin und wieder auf, werden bei Verschlimmerung anhaltender und ziehen mehr in Richtung des Gelenks (Leistenschmerzen beim Hüftgelenk und lokale Schulterschmerzen beim Schultergelenk). Der Patient kann dann diese Beschwerden deutlich beschreiben. Außerdem treten sie nach längeren Ruhezeiten auf, auch als Startschmerz bezeichnet und bekannt als klinisches Zeichen einer (beginnenden) Arthrose. Zentralisation deutet aus klinischer Sicht also eher auf eine Verschlechterung des Beschwerdebildes. Dass bei diesen Streckbewegungen sporadisch Verbesserungen der Symptomatik entstehen, kann ebenso gut auf die Streckung des Hüftgelenks zurückgeführt werden, das ja ebenfalls gestreckt wird.

Laut einer Meta-Analyse von klinischen Studien im Jahr 2006 (MacHado et al. 2006) könnte die Behandlung mit der McKenzie-Methode bei Patienten mit akuten Beschwerden effektiv sein; bei Patienten mit chronischen Beschwerden ist diese Behandlungsmethode nicht geeignet. Da akute Beschwerden sich plötzlich entwickeln und meist von alleine wieder abklingen (in der Regel zwischen 3–14 Tagen), ist Effektivität in einer akuten Phase welcher Therapie denn auch nicht verwunderlich.

Klein-Vogelbach/Functional Kinetics – Schulung des Bewegungsverhaltens 15

Die funktionelle Bewegungslehre Klein-Vogelbach – Functional Kinetics wurde gegründet von Dr. med. H. C. Susanne Klein-Vogelbach (1909–1996). Sie lebte und arbeitete ab 1950 in Basel, war ausgebildet in Schauspiel und Rhythmischer Gymnastik und immer daran interessiert, das Bewegungsverhalten des Menschen zu verbessern, indem sie normale Bewegungsabläufe von gestörtem Bewegungsverhalten zu unterscheiden suchte. Sie bemerkte, dass Menschen unterschiedlich motorisch begabt sind und außer Kondition und Mentalität insbesondere auch die Konstitution das Bewegungsverhalten weitgehend beeinflusst.

Die sorgfältige Beobachtung resp. Analyse des Bewegungsverhaltens gesunder Menschen wie auch die systematische Ordnung dieser Daten nach bestimmten Beobachtungskriterien ermöglichten ihr, eine hypothetische Norm für das Bewegungsverhalten gesunder Menschen festzulegen. Als logische Konsequenz daraus ließ sich eine abweichende Motorik nach standardisierten, objektiven Parametern beschreiben und ein „funktionelles Problem" definieren. Aus dieser Befundung erfolgte dann die Begründung und Rechtfertigung für die Arbeit mit den Patienten.

Klein-Vogelbachs Beobachtungskriterien beziehen sich auf Harmonie, Timing, den Rhythmus des Bewegungsablaufs und das Bewegungsausmaß. Die funktionelle Bewegung der einzelnen Körperabschnitte, die weiterlaufende Bewegung, das Differenzieren der Gleichgewichtsreaktionen und die Aktivitätszustände wie das Sitzen, Stehen und Bücken werden hierbei beurteilt.

Die maßgeblichen Aspekte ihres Konzeptes sind: passive manipulative Techniken wie Massagen, wobei der Patient von Anfang an aufgefordert wird, aktiv mitzuarbeiten, um schlussendlich die Übungen rein aktiv ausführen zu können. Das Konzept geht von hands-on zu hands-off.

Der Ball ist variationsreiches Instrument für viele Übungen, die in der täglichen Arbeit, der Rehabilitation und Prävention eingesetzt werden können. Die

P. Geraedts, *Übungsbehandlungstechniken und -methoden in der Physiotherapie*, essentials, https://doi.org/10.1007/978-3-658-20425-9_15

Übungen sollten zu einem motorischen Lernergebnis in Form der Gleichgewichtsreaktion führen „reaktives Üben“, das sich dann im alltäglichen Bewegungsverhalten widerspiegelt (Spirgi-Gantert I 2016; Suppé 2008).

Das Training einzelner Körperabschnitte findet immer im Hinblick auf die Bedürfnisse im Alltag statt. Auch bei der Auswahl der Übung steht die Alltagsrelevanz (Funktionalität) immer im Vordergrund.

16 Faszien-Rolfing-Technik – Faszination oder Traumtanz?

Die Skala an physiotherapeutischen Übungsbehandlungsmethoden weitet sich immer mehr aus. Neue Methoden drängen bestehende in den Hintergrund. Der aktuellste Spross am Stamm der Methoden ist die viel umworbene Faszientechnik, sowohl für Massage als auch Training. Das „Training der Faszien“ liegt also voll im Trend und viele Praxen für Physiotherapie und Fitnessstudios bieten bereits Faszientrainingskurse an. Urheber dieses Hypes ist Dr. Robert Schleip, der Leiter des „Fascia Research Project“ der Universität Ulm, die eine führende Rolle in der Faszien-Forschung einnimmt, sowie Mitglied der „Fascial Fitness Association“ ist. 2014 hat er das Sachbuch „Faszien-Fitness: Vital, elastisch, dynamisch in Alltag und Sport“ veröffentlicht. Fasziale Fitness basiert laut Schleip auf federnder Bewegung kombiniert mit unterschiedlichen Dehnungen, welche die Faszien wieder glatt gleiten lassen. Zusätzlich soll, so berichten Patienten, eine sehr schmerzhafte Faszien-Massage, bei der eine Faszienrolle aus Kunststoff die Hauptrolle spielt, die Leistungsfähigkeit steigern.

Passives Faszien-Training soll sogar effektiv dem Altern entgegenwirken, denn im Tierversuch konnte bei älteren Tieren durch regelmäßig federnde Bewegungen ein *„jugendlicheres Re-Modeling des Bindegewebes“* festgestellt werden. Zusätzlich zeigte sich lokal eine erhöhte Produktion von Stickoxid, also einem Viagra-verwandten Botenstoff, der die Gefäße jugendlich-elastisch macht, so Schleip (Rose 2015). Auch hier muss die Zukunft den Beweis antreten, ob man es mit einer obsessiven Faszination oder einem Traumtanz zu tun hat. Vorerst ist Skepsis geboten.

In den 1950er Jahren entwickelte die amerikanische Biochemikerin Ida Rolf (1898–1979) ein Behandlungskonzept, welches maßgeblich von Yoga, Osteopathie und Homöopathie mitbestimmt wurde. Sie war überzeugt, der Mensch sei

P. Geraedts, *Übungsbehandlungstechniken und -methoden in der Physiotherapie*, essentials, https://doi.org/10.1007/978-3-658-20425-9_16

mit seiner aufrechten Körperhaltung noch nicht optimal an die Schwerkraft angepasst und Fehlhaltungen führten zu einem unnötigen Mehraufwand an Energie, um der natürlichen Schwerkraft entgegenzuwirken. Diese Energie fehle dem Körper in dem Moment, wo er sich gegen Krankheiten eigentlich selbst helfen könne. Es sei das Bindegewebe und nicht die Muskeln, das die räumlichen Beziehungen und die Spannungsverhältnisse der einzelnen Körperteile zueinander bestimmt und damit die Form des Körpers. *„Überall, wo ‚Muskeln' genannt werden, sollte ‚Bindegewebe' gedacht werden"* (Rolf 1997). Sie bezeichnete das Bindegewebe als das *„Organ der Form"*.

Rolfs Behandlungskonzept beinhaltet eine Kombination aus hauptsächlich Bindegewebs- (Faszien-) Massage und nebensächlich Haltungstraining. Die passive Bindegewebs- (Faszien-) Massage, „Rolfing" oder auch als „strukturelle Integration" bezeichnet, soll den Körper gegen die Schwerkraft aufrichten und ihn strukturell wieder in die Balance bringen. So sollten Rundrücken oder Hohlkreuz wieder ausgeglichen, Bindegewebe, Sehnen und Bänder gelockert und gedehnt werden. Eine Massage mit Fingern, Knöcheln und Ellenbogen kann jedoch äußerst schmerzhaft sein. Oft verspüren die Patienten noch Tage später „Muskelkater" und Schmerzen! Nach mehreren Behandlungsstunden im Liegen und Sitzen kommen dann zur Unterstützung Übungen im Stehen und Gehen zur Korrektur fehlerhafter Körperhaltungen hinzu.

Ida Rolf teilte den Körper in bestimmte Abschnitte ein (Kopf, Schulter, Brust, Bauch, Hüfte, Oberschenkel, Unterschenkel, Füße). Wie die Bauklötze eines Spielzeugturms sollten diese Abschnitte möglichst lotrecht aufeinander liegen. Wird nur ein „Bauklotz" aus der Senkrechten verschoben, gerät der ganze „Turm" (also der Körper) aus dem Gleichgewicht. So soll beispielsweise ein chirurgisch extrahierter Blinddarm die tief liegenden Bindegewebsschichten des Bauchraumes so beeinflussen, dass sich durch den operativen Eingriff letztlich sogar die Stellung der Lendenwirbel verändert.

Doch Anhänger der Rolfing-Therapie vertreten auch die Ansicht, seelische Verspannungen, Ängste und Depressionen würden sich ebenfalls in einer gebeugten Körperhaltung ausdrücken, womit in gleichem Atemzuge sogar psychische Leiden therapiert werden könnten (AOK).

Die ähnlichen osteopathischen „Myofascial Release-Techniken" fokussieren ebenfalls direkt auf die Faszien (Smith 2012). Dabei ertastet der Physiotherapeut Knoten im Fasziengewebe und streicht sie aus, so die Vorstellung der Rolfer und Osteopathen. Zum Schluss sollte die Faszie wieder glatt und in alle Richtungen beweglich sein, und die Beschwerden behoben. Denn nach der Ansicht der Verfechter dieser Methode können verhärtete Faszien die Schmerzursache sein.

Eindeutig nachweisen allerdings lässt sich das nicht. Und einen methodisch einwandfreien Test gibt es noch nicht.

Die Wirksamkeit ist sehr umstritten. Die AOK bemerkt 2009 zur Wirksamkeit dieser Methode: *„Die theoretischen Grundlagen des Rolfings widersprechen den anatomischen Kenntnissen vom Bau des menschlichen Körpers. Außerdem konnten die postulierten Wirkungen bisher von den Anwendern der Methode nicht glaubwürdig belegt werden"* (AOK). 2013 fügt die AOK hinzu: *„Bisher ist die Methode den wissenschaftlichen Beweis schuldig geblieben, dass sie tatsächlich Haltungsschäden dauerhaft korrigieren kann oder sogar seelische Leiden zu lösen versteht. Unbewiesen ist auch die Annahme, dass Bindegewebsverhärtungen und verkürzte Sehnen als alleinige Ursache von körperlichen Beschwerden in Frage kommen."* Und weiter: *„Die postulierten Wirkungen konnten bisher von den Anwendern der Methode nicht glaubwürdig belegt werden. Hier verfährt die AOK – Ihre Gesundheitskasse – daher nach dem Grundsatz, die Versichertengemeinschaft nicht mit den Kosten für ein Verfahren zu belasten, das sich ausschließlich auf unbewiesene Behauptungen stützt und nicht unseren hohen Qualitätsansprüchen genügt"* (AOK).

Kerschner et al. (2014) analysierten für die österreichische Organisation Medizin-Transparent (Medizin transparent 2017) eine nicht-systematische (!) Übersichtsarbeit von Jones aus dem Jahr 2004 die nur drei Studien umfasste, eine etwas neuere Studie (2008) von James und Kollegen und eine dritte Studie, worin die Auswirkung von Rolfing-Sitzungen auf Symptome der Zerebralparese, einer Störung der willkürlichen Bewegungskoordination bedingt durch eine frühkindliche Hirnschädigung untersucht wurde, die nur 10 (!) Pateinten umfasste. Sie folgerten bezüglich der ersten zwei Studien:

> Auch wenn Fehlhaltungen des Körpers an der Entstehung von chronischen Schmerzen beteiligt sein können, wurde die Auswirkung auf eventuelle Schmerzen nicht untersucht. Es ist unklar, ob die indirekt festgestellte Förderung der parasympathischen Nervensystem-Aktivität oder die Verminderung der Hüftfehlstellung überhaupt für die behandelten Teilnehmer relevante und spürbare Auswirkungen darstellten. Zudem ist die methodische Qualität dieser Studien mittelmäßig, die festgestellten Auswirkungen könnten daher auch durch nicht bekannte andere Faktoren zustande gekommen sein.

Auch bei der dritten Studie bemängelten Kerschner et al.: *„da allerdings kein Vergleich zu einer Patientengruppe ohne Rolfing-Behandlung vorgenommen wurde, ist die Aussagekraft dieser Ergebnisse – auch aufgrund der geringen Zahl an Teilnehmern – beschränkt."*

Eine weitere Studie von James (Kerschner et al. 2014) worin die Wirkung von Rolfing auf unterschiedliche Schmerzarten an 31 Teilnehmern untersucht wurde mit dem Ergebnis einen signifikanter Behandlungserfolg, bekam den Kommentar: (… „da *kein Vergleich mit einer unbehandelten Kontrollgruppe vorgenommen wurde ist unbekannt, wie sich die Schmerzen ohne Rolfing-Sitzungen entwickelt hätten.... Außerdem wurden in der Untersuchung so verschiedene Schmerzarten wie Kopfschmerzen, Schulter- oder Rückenschmerzen nicht unterschiedlich betrachtet*".) Insgesamt schließten Kerschner et al. ihre Untersuchung ab mit der Schlussfolgerung *„wissenschaftliche Beweislage zur Wirksamkeit der Rolfing-Technik für die Behandlung von Schmerzen oder Korrektur von Körperfehlhaltungen ungenügend ist"* (Kerschner et al. 2014).

Dr. Stephen Typaldos, ein US-amerikanischer Arzt und Osteopath, beschäftigte sich ebenfalls mit den Faszien und entwickelte das Fasziendistorsionsmodell (FDM), ein detaillierteres System zur Diagnose und Korrektur von Fasziendistorsionen, Verformungen der Faszien, die aus seiner Sicht Ursache für einen Großteil körperlicher Beschwerden sind. Sein Diagnoseverfahren zur Erkennung einer Fasziendistorsion stützt sich vornehmlich auf die Körpersprache des Patienten. Diese seien sehr wohl in der Lage, frei von schulmedizinischer Schulung, ihre Beschwerden verbal und vor allem auch nonverbal zu äußern. Aufgrund dieser für eine Fasziendistorsion typische Körpersprache klassifizierte er die in einem Diagnosemodell (European FDM Association 2011) und spezifizierte sechs mögliche Verformungen der Faszien: Triggerbänder (vorübergehende Verformung durch Überdehnung einer bandartigen Faszie), hernierte Triggerpunkte (Protrusion eines tiefer liegenden Gewebes durch eine darüberliegende Faszienebene), Continuum Distorsionen (Distorsion der Übergangszone zwischen Knochen und Ligament, Sehne oder anderer Faszienstruktur), Faltdistorsionen (dreidimensionale Verformung der Faszien, die Gelenke umhüllen oder Muskeln oder Knochen trennen), Zylinderdistorsionen (Verformung der spiralförmigen Windungen der zirkulären Faszie) und Tektonische Fixierungen (Verlust der Gleitfähigkeit faszialer Oberflächen, wodurch in erster Linie Mobilitätseinschränkungen in allen Ebenen und das Gefühl von Steifheit entstehen) (Römer 2014).

Typaldos war davon überzeugt, dass eine oder mehrere von diesen sechs spezifischen Veränderungen des Fasziengewebes als zugrunde liegender Ursache nahezu jeder muskoskelettalen Verletzung (und einer ganzen Anzahl neurologischer und medizinischer Beschwerden) zu betrachten ist. Daraus folgt logischerweise, so Typaldos, dass manipulative Behandlungen für Beschwerden wie gezerrte Muskeln, Brüche und steife Schultern, äußerst effektiv sind und objektive, offensichtliche, messbare und sofortige Resultate liefern (Stefan 2011).

Die Begeisterung und Überzeugung Typaldos können aber nicht darüber hinwegtäuschen, dass es auch für dieses Modell keine wissenschaftlichen Nachweise über seine klinische Effektivität gibt. Desto verwunderlicher ist es, dass viele Physiotherapeuten und selbst physiotherapeutische Berufsverbände diese Therapie anbieten und als sehr effizient bezeichnen. In Deutschland ist eine Behandlung nach FDM bisher nicht als typische schulmedizinische Methode etabliert. Innerhalb der Schulmedizin gilt alternativ die Manuelle Therapie.

17 Yoga – Durch Vereinigung von Körper und Geist in höhere Sphären gelangen

Anfang der 1980er Jahre wurde Yoga noch als eine exotische Gymnastik- oder Meditationsmethode, umgeben von einer esoterischen Hippie-Romantik mit indischen Weihrauchstäbchen, betrachtet. Heutzutage ist Yoga eine allgemein akzeptierte Methode, die durch überwiegend körperliche gymnastische Übungen zur Fitness führt.

Ursprünglich ist Yoga (Sanskrit für „anjochen, zusammenbinden, anspannen, anschirren") eine der sechs klassischen Schulen der indischen philosophischen Lehre, die eine Reihe geistiger und körperlicher Übungen umfasst. Der Begriff Yoga kann sowohl „Vereinigung" oder „Integration" bedeuten, aber auch im Sinne von „Anschirren" und „Anspannen" des Körpers an die Seele zum Erreichen spiritueller Ziele verstanden werden. Das traditionelle, indische Yoga mit seinen komplexen Lehren und Praktiken unterscheidet sich grundsätzlich vom westlichen, modernen Yoga, das sich überwiegend auf körperliche Übungen bezieht. Die eigentliche Motivation, spirituelle Ziele zu verfolgen und zur Erleuchtung zu finden, gilt in Europa und Nordamerika nur noch bedingt.

Die Popularisierung der verschiedenen Disziplinen macht Yoga im Westen zu einem Massensport mit recht unübersichtlichen Angeboten. Fitnessstudios oder Volksschulen bieten irgendeine Variante von Yoga an, wobei der Schwerpunkt auf die körperliche Fitness gelegt und die Meditation zum Erreichen einer Selbstdisziplin und mentaler Ruhe in den Hintergrund gedrängt wird.

Obwohl Studien vieler hochrangigen Institute (Tekur et al. 2008; Tekur et al. 2010; Ebnezar et al. 2011; Redaktion Geo 2013; Büssing et al. 2011) nachweisen, dass Yoga unter Umständen zu einer Besserung verschiedenster Krankheitsbilder, worunter auch Rückenschmerzen fallen, konnten Forscher um Michael Teut von der Charité in Berlin (Teut et al. 2016) bei einer Studie mit 176 Kreuzschmerzpatienten im Alter von durchschnittlich 73 Jahren und zu rund 90 % weiblich,

P. Geraedts, *Übungsbehandlungstechniken und -methoden in der Physiotherapie*, essentials, https://doi.org/10.1007/978-3-658-20425-9_17

keine Linderung der Schmerzsymptomatik nach einer Behandlung mittels Yoga (Viniyoga-Methode) oder Qigong feststellen. Die widersprechenden günstigen Effekte bei jüngeren Rückenschmerzpatienten könnten möglicherweise auf Placeboeffekte zurückgeführt werden. Der Nutzen von Yoga bei Krankheit oder zur Erhaltung der Gesundheit wird daher unterschiedlich bewertet.

Der US-amerikanische Wissenschaftsjournalist William J. Broad (Broad 2012) beschrieb 2012 in einer Ausgabe der New York Times nicht den Segen des Yoga, sondern wie Yoga dem Körper durch die unphysiologischen Verdrehungen der Wirbelsäule und Verrenkungen der großen Gelenke auch schaden kann. Eine Tatsache, über die in der Yogagemeinde lange geschwiegen wurde. In einem Interview mit Glenn Black, einem Yogalehrer mit fast über 40-jähriger Erfahrung, kommen diese Nachteile von Yoga deutlich ans Licht. Denn Black ist der Mann, zu dem die Kunden gerade wegen Yogaverletzungen gehen. Er unterrichtet Körperstellungen zu halten, aber keine extremen Verbiegungen der Wirbelsäule und kaum klassische Figuren. Das bewusste, gleichmäßige Durchführen der Übungen sei wichtiger, als mit viel Kraft zu versuchen, eine bestimmte Beweglichkeit zu erlangen. Die große Mehrheit der Teilnehmer sollte überhaupt aufhören, Yoga zu praktizieren, weil das Verletzungsrisiko einfach zu groß sei. *„Yoga ist für Leute in guter körperlicher Verfassung. Man kann es auch therapeutisch einsetzen. Es mag kontroversiell sein, das zu sagen, aber es eignet sich wirklich nicht für allgemeine Kurse.“* Indische Yogis führen fast täglich Yogaübungen aus, die sie, wie auch die Asanas, kontinuierlich weiterentwickeln und auf diese Weise eine körperlich hohe Belastbarkeit aufbauen. Der heutige Stadtmensch übt meist einen sitzenden Beruf aus, geht ein oder zweimal Mal in der Woche in ein Fitness-Studio und verrenkt sich in schwierigen Übungen, trotz mangelnder Gelenkigkeit oder physischer Probleme. In den Augen Vieler scheint Yoga eine sanfte Alternative zu anspruchsvollem Sport oder geeignet für die Rehabilitation nach Verletzungen zu sein.

Aus medizinischer Sicht sind eine Reihe oft gelehrter Yogapositionen für viele Menschen von Natur aus riskant und unterstützen Blacks Behauptung: bspw. die Überstreckung der Lendenwirbelsäule, die viel zu starke Beugung der Halswirbelsäule, sogar unter Belastung, und die Überdehnung der Hüft- und Schultergelenke.

1972 publizierte ein bekannter Neurophysiologe aus Oxford, Ritchie Russell, einen Artikel in „The British Medical Journal“ (Broad 2012), worin er Hirnschäden auf u. a. exzessive Dehnungen des Nackens, wie sie in bestimmten Yogafiguren vorkommen, zurückführt. Yogis bewegen ihre Halswirbel normalerweise viel weiter als es physiologisch möglich ist. Ein fortgeschrittener Schüler kann seinen Hals leicht 90° drehen – fast zweimal so weit, wie üblich.

Obwohl ernste Verletzungen selten sind und nicht häufiger auftreten, als bei sonstigen Sportarten, zeigten Umfragen der Consumer Product Safety Commission

(Broad 2012) eine Zunahme an Notfallaufnahmen um mehr als das Dreifache in Zusammenhang mit Yoga: von 13 Fällen im Jahr 2000 auf 46 im Jahr 2002.

2009 veröffentlichte ein New Yorker Team des College of Physicians and Surgeons der Columbia University (Broad 2012) eine ambitionierte weltweite Untersuchung von Yogalehrern, Therapeuten und Ärzten, um die negativen Folgen von Yoga zu kartieren. Die größte Anzahl der Schädigungen betraf die Lendenwirbelsäule (231), dann, in absteigender Reihenfolge, die Schulter (219), das Knie (174) und den Nacken (110), gefolgt von Schlaganfall, und in vier Fällen könnten die extremen Beugungen und Drehungen beim Yoga zu einer Form von Hirnschaden geführt haben. Obwohl die absoluten Zahlen nicht alarmierend sind, sollte das Risiko richtig eingeschätzt werden (Broad 2012).

Eine prospektive Kohorten Studie von Campo (Campo et al. 2017) folgte 354 Teilnehmer an Yoga Gymnastik über ein Jahr. Die Studie zeigte, dass Yoga in 10 % der Fälle Schmerzen auslöst und in 21 % der Fälle bestehenden Schmerzen verschlimmert. Es betrifft erhebliche Verletzungen denn die Betroffenen mussten drei Monate mit dem Yoga aufhören. Die Verletzungsrate bei Yoga ist 10 Mal höher als bis jetzt angenommen wird und ist damit nicht geringer als bei anderen Sportarten, obwohl Yoga generell als eine sichere Sportart, sicherer als alle Andere betrachtet wird. „Während Yoga Beschwerden des Bewegungsapparats lindern kann, wie jede andere Trainingsmethode auch, kann es aber auch selbst Schmerzen auslösen", so Professor Evangelos Pappas von der University's Faculty of Health Sciences, der zusammen mit Professor Marc Campo vom Mercy College, New York die Studie leitete. Der Anspruch, Yoga sei erhoben über andere Sportarten oder Bewegungstherapien bezüglich des körperlichen und mentalen Wohlbefindens, sollte man doch etwas mehr in Relation zur Realität betrachten.

Die deutschen Krankenkassen erstatten Kosten für Yogakurse im Rahmen des Präventionsprinzips zur Vermeidung spezifischer Risiken und stressabhängiger Krankheiten (Handlungsleitfaden der Krankenkassen nach § 20 Abs. 1 und 2 SGB V). Andererseits wird der gesundheitsfördernde Aspekt zum Teil lediglich als eine Begleiterscheinung angesehen, manchmal ist er zentraler Punkt der Herangehensweise.

Am 11. Dezember 2014 beschloss die Generalversammlung der Vereinten Nationen in einer Resolution, den Internationalen Tag des Yogas, erstmals 2015 – jährlich, am 21. Juni – einzuführen, weil sie dem Yoga einen gesundheitlichen Nutzen zuschrieb. Die Resolution wurde von der indischen Regierung initiiert und von 177 Mitgliedsstaaten (von derzeit 193) unterstützt. Der spirituelle Lehrer, Friedensbotschafter und Begründer der „International Art of Living Foundation" und „International Association for Human Values", Sri Sri Ravi

Shankar, war in der Lage, das weltweit größte multinationale Parlament in Brüssel für Yoga zu begeistern. Am 21. April 2015 stellte er in der Veranstaltung mit dem Titel „Der Weg des Yogas" die nach seiner Überzeugung vorhandenen Vorteile von Yoga vor.

> Vom Bruttoinlandsprodukt bewegen wir uns immer mehr hin zum Bruttonationalglück. Yoga kann dabei ein nützliches Hilfsmittel sein. Ein großer Teil unserer Bevölkerung leidet heutzutage an Depressionen. Es ist keine Lösung, sich nur mit Antidepressiva vollzustopfen. Wir brauchen etwas, das so natürlich ist wie unser eigener Atem, das wir einsetzen können, um unseren Gemütszustand anzuheben und uns wirklich glücklich zu fühlen.

Außerdem erörterte Sri Sri den Nutzen des Yogas für die Konfliktlösung (Redaktion The Art Of Living (2015). Yoga also als Lösung für jedes medizinische und politische Dilemma. Kaufmännisch betrachtet ist der Welttag für die Yogabewegung ein riesiger Ansporn. Zur gleichen Zeit muss man konstatieren, dass Sri Sri Ravi Shankar das Instrument Lobbyismus perfekt beherrscht.

Trotz der beeindruckenden Geschichte der Entwicklung der medizinischen Wissenschaft ist es den Hochschulen, Ausbildungsinstituten für Physiotherapie sowie der orthopädischen (Sport-)Ärzteschaft bis heute nicht gelungen, eine Übungsbehandlungsmethode zu entwickeln, die wirklich gesundheitliche Erfolge nachweisen kann und sich über das durchschnittliche Niveau der vielen aktuellen Behandlungs- und Trainingsmethoden hinaus erheben kann. Medizinische Laien aber auch Mediziner mit kaufmännischen Kapazitäten sind der medizinischen Wissenschaft immer noch weit überlegen. Das Festhalten an inzwischen überholten Ansichten über Schmerzentstehung, mangelnde Kenntnisse über die biomechanischen und motorischen Zusammenhänge zwischen Wirbelsäule und großen Gelenken, das Verhalten der Gelenke bei Belastung, bedingt durch ihre biomechanischen Eigenschaften, sind hieran wahrscheinlich mit schuld. Auch der wechselseitigen Abhängigkeit zwischen den Muskeln, Gelenken, Knorpel und Knochen wird zu wenig Aufmerksamkeit gewidmet oder sie wird zu wenig erkannt. So hat sich nie eine echte Tradition effektiver einheitlicher medizinischer Gymnastik entwickeln können.

Was Sie aus diesem *essential* mitnehmen können

- Die methodische Vielfältigkeit belegt die bedeutsame Rolle von Bewegung bei der Behandlung als auch bei der Prävention von Rückenbeschwerden für alle Altersgruppen
- Es gibt keine Spezifität einer bestimmten Methode.
- Inhaltliche Weiterentwicklung spezifischer physiotherapeutischen Übungsbehandlungsmethoden sollte im Rahmen der Akademisierung vorrangig vorgenommen werden.

P. Geraedts, *Übungsbehandlungstechniken und -methoden in der Physiotherapie,* essentials, https://doi.org/10.1007/978-3-658-20425-9

Literatur

Alexander FM (2001) Der Gebrauch des Selbst. Karger Verlag, Basel, S 7–9, 18

Anttila A, Autti-Rämö I, Suoranta J, Mäkelä M, Malmivaara A (2008) Effectiveness of physical therapy interventions for children with cerebral palsy: a systematic review. BMC Pediat 20088:14. https://doi.org/10.1186/1471-2431-8-14

AOK Die Gesundheitskasse (o. J.) Rolfing. https://web.archive.org/web/20091002034847/http://www.aok.de/bundesweit/gesundheit/behandlung-alternative-therapien-rolfing-8046.php/. Zugegriffen: 22. März 2015

Berdishevsky H, Lebel VA, Bettany-Saltikov J, Rigo M, Lebel A, Hennes A, Romano M, Białek M, M'hango A, Betts T, Mauroy JC de, Durmala J (2016) Physiotherapy scoliosis-specific exercises – a comprehensive review of seven major schools. Scoliosis Spinal Disord 11:20. https://doi.org/10.1186/s13013-016-0076-9

Berg H (2006) Alexander-Technik-Bewegung beginnt im Kopf. Physiopraxis 6(4):4–42

Bower E, McLellan D, Arney J, Campbell LM (1996) A randomized controlled trail of different intensities of Physiotherapy and different goal-setting procedures in 44 children with cerebral palsy. Dev Med Child Neurol 38:226–237

Brennan R (1993) Alexandertechnik – Die Wiederentdeckung die natürlichen Körperhaltung. Aurum Verlag, Braunschweig

Broad WJ (2012) Wie Yoga Ihren Körper ruinieren kann. "Die Presse", Print-Ausgabe, 22. Januar. http://diepresse.com/home/leben/gesundheit/725775/Wie-Yoga-Ihren-Koerper-ruinieren-kann/. Zugegriffen: 4. Juni 2016

Brügger A (1980) Die Erkrankungen des Bewegungsapparates und seines Nervensystems. Gustav Fischer Verlag, Stuttgart

Burton AK, McClune TD, Clarke RD, Main CJ (2004) Long-term follow-up of patients with low back pain attending for manipulative care: outcomes and predictors. Man Ther 9(1):30–35

Büssing A, Ostermann T, Lüdtke R, Michalsen A (2011) Effects of yoga interventions on pain and pain-associated disability: a meta-analysis. J Pain 13(1):19. https://doi.org/10.1016/j.jpain.2011.10.001. Epub 2011 Dec 16

Campo M, Shiyko MP, Keam MB, Roberts L, Pappas E (2017) Musculoskeletal pain associated with recreational yoga participation: a prospective cohort study with 1-year follow-up. J Bodyw Mov Ther. https://doi.org/10.1016/j.jbmt.2017.05.022

P. Geraedts, *Übungsbehandlungstechniken und -methoden in der Physiotherapie,* essentials, https://doi.org/10.1007/978-3-658-20425-9

Ebnezar J, Nagarathna R, Bali Y Nagendra HR (2011) Effect of an integrated approach of yoga therapy on quality of life in osteoarthritis of the knee joint: a randomized control study. Int J Yoga 4(2):55–63

Flothow A (2006) Aufgaben der gesetzlichen Krankenkassen im Rahmen von Prävention und Gesundheitsförderung Kapitel 3.1.3.1 (Gesundheit in Deutschland). Institut für Gesundheitsmanagement, Hamburg. http://www.gbe-bund.de/gbe10/abrechnung.prc_abr_test_logon?p_uid=gasts&p_aid=&p_knoten=FID&p_sprache=D&p_suchstring=10573::Themenheft. Zugegriffen: 12. Nov. 2013

Geweniger V, Bohlander A (2016) Das Pilates Handbuch. Springer, Berlin, S 6–10

Hancock MJ, Maher CG, Latimer J, Spindler MF, McAuley JH, M. Laslett M, Bogduk N (2007) Systematic review of tests to identify the disc, SIJ or facet joint as the source of low back pain. Eur Spine J 16(10): 1539–1550. PMCID: PMC2078309. https://doi.org/10.1007/s00586-007-0391-1

Hidalgo B, Hall T, Bossert J, Dugeny A, Cagnie B (2017) The efficacy of manual therapy and exercise for treating non-specific neck pain: a systematic review. J Back Musculoskelet Rehabil 30(6):1149–1169. https://doi.org/10.3233/BMR-169615. Epub ahead of print

Jansse M (2008) Het zintuig van Alexander zesde, De Volkskrant 8 maart 2008

Jung RHD, Haenatch P, Strater (1976) Physiologie des Menschen, Bd 12. Urban & Schwarzenberg, München

Karch D, Groß-Selbeck G, Pietz J, Schlack HG (2002) Sensorische Integrationstherapie nach Jean Ayres, Stellungnahme der Gesellschaft für Neuropädiatrie e. V. In: Aksu F (Hrsg) Neuropädiatrie 2001. Novartis Pharma Verlag, Nürnberg, S. 742–760

Kempf HD (2014) Die Neue Rückenschule, 2. Aufl. Springer, Berlin, S 6

Kerschner B, Strobelberger M, Thaler K (2014) „Rolfing“ bei Schmerzen und Fehlhaltungen: Wirksamkeit unklar. Medizin-transparent.at. https://www.medizin-transparent.at/rolfing-bei-schmerzen-und-fehlhaltungen-wirksamkeit-kaum-untersucht/. Zugegriffen: 16. Jan. 2015

Knott M, Voss DE, Ed B (1970) Komplexbewegungen, Bewegungsbahnung nach Dr. Kabat. Gustav Fischer Verlag, Stuttgart, ISBN 3-437-10096-3

Kuhnt U (2011) Konföderation der deutschen Rückenschulen c/o BdR e. V. Hannover. http://www.kddr.de/. Zugegriffen: 24. März 2015

Kuru T, Yeldan I, Dereli EE, Özdinçler AR, Dikici F, Çolak J (2015) The efficacy of three-dimensional Schroth exercises in adolescent idiopathic scoliosis: a randomised controlled clinical trial. Clin Rehabil 30(2):181–190

Little P, Webley F, Beattie A, Ballard K, Smith P, Sharp D (2008) Randomised controlled trial of Alexander technique lessons, exercise, and massage (ATEAM) for chronic and recurrent back pain. BMJ 337:a884. https://doi.org/10.1136/bmj.a884

MacHado LAC, Souza D, Sperling M von, Ferreira PH, Ferreira ML (2006) The McKenzie method for low back pain. Spine 31(9):E254–62. https://doi.org/10.1097/01.brs.0000214884.18502.93. PMID 16641766

Medizin transparent (2017) Wissen was stimmt. http://www.medizin-transparent.at/ueber/hintergrund/. Zugegriffen: 16. Jan. 2016

Messner T (2010) Leidlinie versus Leitlinie. PT Zeitschrift für Physiotherapeuten 62:6–20

Miedema H, Loon L van (2003) Rugscholing in beweging. Een overzicht van rugscholingsprogramma’s in Nederland. Elsvier Gezondheidszorg, Maarssen

Nurscher A (o. J.) Stemmführung nach R.Brunkow, PDF

Oberhofer E (2016) Rückenschule-Auch nach fast 50 Jahren kaum Evidenz zur Wirksamkeit, Ärzte Zeitung, Online Version, 20. September. https://www.aerztezeitung.de/medizin/krankheiten/schmerz/rueckenschmerzen/article/919621/kaum-beweise-nach-50-jahren-bringt-rueckenschule.html?sh=1&h=-477765410/. Zugegriffen: 20. Dez. 2016

Paschen K (2006) Prinzip verschiedener Physiotherapien, die zur optimalen Behandlung bei Patienten mit Post-Polio-Syndrom eingesetzt werden. www.polio-forum.de/. Zugegriffen: 12. März 2015

Patti A, Bianco A, Paoli A, Messina G, Montalto MA, Bellafiore M, Battaglia G, Iovane A, Palma A (2015) Effects of Pilates exercise programs in people with chronic low back pain: a systematic review. Medicine (Baltimore) 94(4):e383. PMID: 25634166 PMCID: PMC4602949. https://doi.org/10.1097/MD.0000000000000383

Plassman C (2014) Elternanleitung im Rahmen der Vojta-Therapie für Säuglinge, Zeitschrift für Physiotherapeuten, 66 4 Pflaum

Redaktion des McKenzie Instituts Deutschland, Schweiz, Österreich (o. J.) http://www.mckenzieinstitute.org/de/de/%C3%BCber-uns/the-mckenzie-method-history/. Zugegriffen: 12. Okt. 2015

Redaktion Geo (2013) Wie und warum wirkt Yoga? Das sagt die Wissenschaft. Geo Nr. 06/13 Alternative Medizin: Die Wissenschaft vom Yoga. Grüner 2013 Deutschland

Redaktion Pilates.de (o. J.) Joseph H. Pilates. https://www.pilates.de/was-ist-pilates/joseph-h-pilates/. Zugegriffen: 18. Okt. 2016

Redaktion The Art Of Living (2015) Sri Sri Ravi Shankar begeistert das Europäische Parlament mit Yoga. http://www.artofliving.org/de-de/sri-sri-ravi-shankar-begeistert-EU-parlament-mit-Yoga/. Zugegriffen: 10. Dez. 2016

Römer F (2014) Faszien Distorsions Modell. IFDMO International Fascial Distortion Model Organisation

Rolf IP (1997) Rolfing, Strukturelle Integration, Wandel und Gleichgewicht der Körperstruktur. Irisiana Verlag, München, S 9–10

Rose M (2015) Da wird mächtig übertrieben. Spiegel Online. http://www.spiegel.de/gesundheit/ernaehrung/faszien-training-nicht-ueber-den-wohltuenden-schmerz-hinaus-a-1017170.html/. Zugegriffen: 18. Juni 2016

Rüsseler J (2009) Neuropsychologische Therapie: Grundlagen und Praxis der Behandlung kognitiver Störungen bei neurologischen Erkrankungen. 1. Auflage. Hrsg. Hasselhorn M, Heuer H, Rösler F. Kohlhammer Verlag Stuttgart, S 105

Schroth CL (o. J.) Dreidimensionale Skoliose Behandlung. http://schroth-skoliosebehandlung.de/meinungen_inhalt.pdf. Zugegriffen: 12. Okt. 2015

Smith EN (2012) Staying Fit: Yoga, Rolfing and the Elusive Cinderella Tissues. Huffington Post. http://www.huffingtonpost.com/eva-norlyk-smith-phd/fascia_b_1207768.html/. Zugegriffen: 1. Juni 2014

Sozialgesetzbuch (SGB V) Fünftes Buch Gesetzliche Krankenversicherung. http://www.sozialgesetzbuch-sgb.de/sgbv/20.html/. Zugegriffen: 12. Dez. 2016

Sozialgesetzbuch (SGB IX) Neuntes Buch Gesetzliche Krankenversicherung § 26: Rehabilitation und Teilhabe behinderter Menschen in der Fassung des Gesetzes zur Förderung der Ausbildung und Beschäftigung schwerbehinderter Menschen vom 23. April 2004 (BGB IS. 606)

Spirgi-Gantert I, B. Suppé (Hrsg.) (2016) FBL Klein-Vogelbach Functional Kinetics: Ballübungen. Springer, Berlin, S 22–23. https://doi.org/10.1007/978-3-662-49478-3_2

Stefan A (2011) Interrater-Reliabilität bei der Beurteilung der Körpersprache nach dem Fasziendistorsionsmodell (FDM). Master Thesis, Donau Universität Krems i. Br.

Strassburgh HM (2015) Frühe motorische Förderung – was hilft und warum? Neuropaediatrie 2015 14:76–81, © Schmidt-Roemhild-Verlag, Luebeck, Germany: ISSN 1619-3873; NLM ID 101166293; OCoLc 53801270

Tekur P, Chametcha S, Hongasandra NR, and Nagarathna Raghuram N. (2010) Effect of yoga on quality of life of CLBP patients: a randomized control study. Int J Yoga 3(1):10–17. https://doi.org/10.4103/0973-6131.66773. PMCID: PMC2952119

Tekur P, Singphow C, Nagendra HR, Raghuram N (2008) Effect of short-term intensive yoga program on pain, functional disability and spinal flexibility in chronic low back pain: a randomized control study. J Altern Complement Med 14(6):637–644. https://doi.org/10.1089/acm.2007.0815

Teut M, Knilli J, Daus D, Roll S, Witt CM (2016) Qigong or Yoga Versus No Intervention in Older Adults With Chronic Low Back Pain-A Randomized Controlled Trial. J Pain 17(7):796–805. https://doi.org/10.1016/j.jpain.2016.03.003 Epub 2016 Mar 30

Vojta V, Peters A (1997) Das Vojta-Prinzip, 2. Aufl. Springer, Berlin

Weiss HR (2011) The method of Katharina Schroth – history, principles and current development. Scoliosis 20116:17. https://doi.org/10.1186/1748-7161-6-17

Yamato TP, Maher CG, Saragiotto BT, Hancock MJ, Ostelo RW, Cabral CM, Menezes Costa LC, Costa LO (2015) Pilates for low back pain. Cochrane Database Syst Rev. http://wirksam-oder-unwirksam.blogspot.nl/2015/07/wirksamkeit-pilates-ruecken-schmerzen.html/. Zugegriffen: 12. Juli 2016